护理专家
教你 坐 月子

主编 李惠玲 万慎娴 张 芳 蒋 玲

专家教你坐月子

新妈妈健康快乐 新宝宝茁壮成长

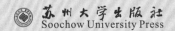

苏州大学出版社
Soochow University Press

编委会名单

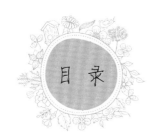

目 录

新妈妈篇

第一章 安全问题的护理

第二章　营养问题的护理

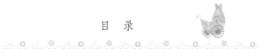

第三章　感知问题的护理

第四章　睡眠与运动问题的护理

第五章　月子期间心理问题的护理

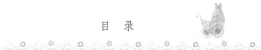

第六章　特殊问题的护理

新生儿篇

第七章　新生儿安全问题的护理

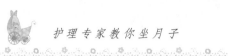

第八章 新生儿营养问题的护理

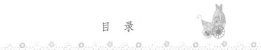

第九章 新生儿感知问题的护理

第十章　宝宝睡眠与运动的护理

第十一章 特殊问题的护理

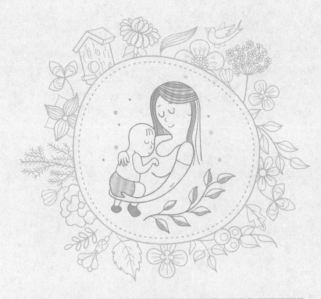

新妈妈篇

xinmamapian

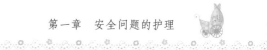

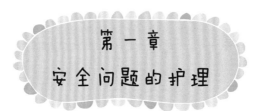

第一章
安全问题的护理

问题1：产后常见的安全问题有哪些？

顺产或剖宫产后，产妇全身器官除乳腺外恢复或接近正常未孕状态所需要的一段时间，称为产褥期，也是民间俗称的"坐月子"期，时长一般为6周。这段时期由于产妇在生理、心理、精神上会有不同程度的变化，因此做好产褥期的安全防护非常重要。

1. 产后出血

产后出血一般有两种情况：一是指宝宝经阴道娩出后，新妈妈在24小时内出血量超过500 mL、剖宫产者出血量超过1000 mL，这种情况被称为产后出血，80%发生在产后2小时内。二是指产妇分娩24小时以后，在产褥期内发生的子宫大量出血，这种情况被称为晚期产后出血，多见于产后1～2周。

产后出血是分娩期和产褥期严重的并发症，对产妇危害严重，如果处理不及时，出血量多者将并发休克、凝血功能障碍，并进一步加重产后出血患者的病情，严重的产后出血还会导致产妇死亡。目前，产后出血仍是我国产妇死亡的首位原因。如果产妇休克严重、持续时间长，即使经抢救存活下来，将来也可能会有后遗症，如表

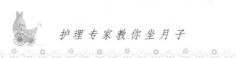

现为产后无乳、闭经、性欲减退、毛发脱落等。

由于产后出血对产妇危害严重，而且绝大多数产后出血是可以避免的，因此新妈妈要特别注意产后出血情况，早期预防、及早发现问题并处理，以确保产后安全。

2. 晕厥

晕厥是一种症状，为短暂的、自限性的意识丧失，常常导致晕倒。有些晕厥有先兆症状，但更多的是意识丧失突然发生，无先兆症状。通常随着晕厥的恢复，行为和定向力也立即恢复。

产后晕厥是指新妈妈在产后起床活动时发生面色苍白、大汗淋漓、两眼发黑的暂时意识障碍，一般时间很短，只持续 1 ~ 2 分钟，之后自然清醒。这种现象在产科时有发生，发作前一般无明显征兆，但因晕厥而引起的跌倒是产后常见的突发事件之一，严重者可引起外伤甚至危及生命，因此，新妈妈们在产后第一天要防止晕厥的发生。

3. 跌倒

跌倒俗称"摔跤"，是指突发、不自主的、非故意的体位改变，倒在地上或更低的平面上。摔跤的常见原因有：

（1）产妇身体平衡失调

产妇分娩时间长，体力消耗比较大，出汗多，身体虚弱，产后贫血，未及时进食补充体力，卧床时间长，起床活动时体位性低血压等引起一过性晕厥，或低血糖引起头晕，或产妇在分娩前后服用了镇静药、降压药，容易导致跌倒摔伤。

（2）产妇及家属因素

产后无家属照顾或者产妇自认为并无大碍，没有依照护士或家

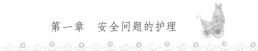

属的嘱咐在陪护的照顾下上洗手间，却独自活动，致使跌倒摔伤等。

（3）医院环境设施因素

病区或家庭内不良环境可直接导致产妇跌倒，如地面湿滑、有积水，房间过道不通畅，灯光亮度不足，缺乏夜灯，床脚刹车未固定，走廊厕所没有扶手等。

（4）护理因素

家属或护理人员对产妇未提供细致、周到的照护，或告知行为不到位等导致产妇一时疏忽跌倒。

4. 皮肤问题

（1）产后压疮

压疮又称褥疮，是身体局部由于压力、剪切力和（或）摩擦力的复合作用导致的骨性凸起处皮肤和（或）皮下组织局限性损伤。

自然分娩和剖宫产术后压疮有偶发现象，一般常见于以下情况：

① 产前卧床时间比较长，如长期保胎、住院治疗时间长、胎膜早破等。

② 消毒液影响、皮肤潮湿、床单不平整等。

③ 肥胖指数高、皮肤水肿等。

④ 消瘦、营养不良、贫血、妊娠期糖尿病等。

⑤ 使用麻醉药物、腰硬联合麻醉、使用镇痛泵等。

⑥ 产程时间比较长，或产后出血、子痫抽搐抢救后。

⑦ 剖宫产手术后未及时翻身是发生压疮的主要原因。

（2）皮肤过敏

女性在分娩后皮肤会比较脆弱，对空气、粉尘、护肤品、食物等的反应比其他人更加敏感，经常会突然出现红肿、起小红点等过敏症状。如果新妈妈自身是过敏体质，或压力太大、睡眠不足，或季节变化，或没洗澡、洗头等皮肤清洁不到位，或食用致敏性食物等，往往会发生皮肤过敏。

（3）乳头皲裂

乳头皲裂是坐月子时的常见皮肤问题。轻者仅乳头表面出现裂口，重者局部渗液、渗血，日久不愈、反复发作则易形成小溃疡，如果处理不当还可能引发乳腺炎。特别是哺乳早期，新妈妈没有经验，乳头皲裂时产妇疼痛感明显。

发生这种情况的主要原因可能是新生儿含吮乳头时未含吮包裹大部分黑色乳晕，或在吸乳时咬伤乳头，或是其他损伤而引起。

问题 2：什么是产后出血？为什么要预防产后出血？

产后出血是指宝宝娩出后 24 小时内，阴道分娩者出血量 ≥ 500 mL、剖宫产分娩者出血量 ≥1000 mL。

严重产后出血是指宝宝娩出后产妇 24 小时内出血量 ≥1000 mL。

难治性产后出血是指经宫缩剂、持续性子宫按摩或按压等保守措施无法止血，需要外科手术、介入治疗甚至切除子宫的严重产后出血。

产后出血的发病数占分娩总数的 2% ～3%，产后出血是分娩期严重的并发症，也是导致产妇死亡的四大原因之一。在我国，近年来产后出血一直是引起产妇死亡的第一位原因，特别是在边远落后地区这一情况更加突出，因此，为确保产妇安全度过分娩前和产褥期，预防产后出血非常重要。

问题3：产后出血的常见原因有哪些？

产后出血的常见原因依次为子宫收缩乏力、胎盘因素、软产道裂伤及凝血功能障碍。四大原因可以合并存在，也可以互为因果。

1. 子宫收缩乏力

这是产后出血最常见的原因，占70%。具体的常见因素有：

（1）全身因素

具体有产妇因对分娩过度恐惧而极度紧张，体质虚弱或合并慢性全身性疾病等。尤其是，如果产妇对阴道分娩缺乏足够的信心，往往可能引起宫缩不协调或宫缩乏力。

针对此种情况，如果在分娩过程中使用镇静剂及麻醉剂等将增加产后宫缩乏力，从而引起产后出血。

（2）产科因素

产程延长使产妇体力消耗过多，或产程过快，均可引起子宫收缩乏力；羊水过多、巨大儿及双胎等妊娠使子宫过于膨大，产后肌纤维缩复能力差，分娩次数较多、剖宫产史而致子宫肌纤维受损，亦可引起子宫收缩乏力。产时高血压、严重贫血、宫腔感染等产科并发症及合并症使子宫肌纤维水肿而引起子宫收缩乏力。

（3）子宫因素

子宫肌纤维发育不良，如子宫畸形或子宫肌瘤等。

2. 胎盘因素

这种情况占产后出血原因的20%左右。新妈妈在完成分娩后，宫腔内还有一个胎盘需要剥离并娩出。胎盘滞留、胎盘植入及部分胎盘、胎膜残留等情况均可影响宫缩，造成产后出血。

7

（1）胎盘滞留

胎盘在胎儿娩出后30分钟尚未排出者称胎盘滞留。

（2）胎盘植入

指胎盘绒毛在其附着部位与子宫肌层紧密连接。

（3）胎盘部分和/或胎膜残留

指部分胎盘小叶、副胎盘或部分胎膜残留于宫腔，影响子宫收缩而出血。

3. 软产道裂伤

软产道裂伤的常见原因有：产妇本身外阴组织弹性差，软产道静脉曲张，外阴、阴道水肿、炎症改变；急产、产力过强；巨大儿；阴道手术助产；等等。

软产道裂伤后如果没有及时发现，时间长了有可能导致产后出血，具体包括会阴、阴道、宫颈及子宫下段裂伤。

4. 凝血功能障碍

部分新妈妈在产前、产时、产后有原发或继发的凝血功能异常，这些情况均会造成产后出血。常见原因有胎盘早剥、羊水栓塞、死胎、重度子痫前期、妊娠期急性脂肪肝等产科并发症引起的凝血功能障碍，少数则是由原发性血液疾病，如血小板减少症、白血病、再生障碍性贫血或肝脏疾病等引起。

 问题4：怎样预防产后出血？

1. 平时应该注意避免意外怀孕

如果不准备要孩子，育龄期妇女要有避孕措施，防止意外怀孕。因为人工流产等容易损伤子宫内膜，宝宝在内膜有损伤的子宫内生

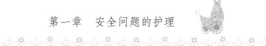

长时，胎盘容易发生植入和粘连，分娩时就会发生胎盘植入、残留等现象。

2. 孕前应进行检查

孕前检查有助于了解自身的健康状况，了解自己有没有不适于妊娠的疾病，如果有就要积极治疗，以健康的身体去妊娠，这样对胎儿、对自己都是负责任的表现。

3. 怀孕后一定要定期进行产检

对于孕妇，我国《母婴保健法》规定，孕期要接受定期的围产保健，也就是产检。在产检过程中，每个人的健康状况不同，每个孕妇对妊娠、分娩的感觉不同，每个孕妇对孕期困难的承受力不同，在围产保健中可以及时发现孕期的各种问题，医生给以积极的调整和咨询。

孕期进行积极的体重管理，可以避免胎儿巨大给分娩带来困难。孕期积极监测血压、监测血糖，有助于避免妊娠期的并发症等。孕期还要监测胎儿的健康状况、羊水情况、胎盘的发育等，使孕妇健康、平安、顺利地完成孕育胎儿的过程。通过医生的不断指导，避免不利于孕产的各种风险因素，为分娩创造良好的条件。

4. 认真进行围产保健和孕期体重管理

分娩前预估胎儿的体重一般在 3000 ～ 3500 g 较为适宜，胎儿过大往往会造成分娩困难，孕妇易发生软产道的裂伤，而且子宫张力过大也会影响子宫收缩，这些都是造成产后出血的诱因。

5. 孕期及时纠正贫血

贫血孕妇的抵抗力低下，对分娩、手术和麻醉的耐受力也差，即使是轻度或中度贫血，孕妇在妊娠和分娩期间的风险也会增加。

当孕妇患重度贫血时，宝宝的氧和营养物质供应不足，容易造成宝宝生长受限、宫内缺氧、早产或胎死宫中。

因此，孕妈妈要改变不良饮食习惯，适当多食新鲜蔬菜、水果、肉类、动物肝脏等。如发现有贫血现象，应在医生的指导下治疗、纠正贫血。

6. 如果发现血液系统的问题，要及时治疗

如果孕期出现皮肤紫癜、牙龈出血等，应及时到医院就诊，查找原因并进行治疗。稀有血型如 Rh（−）等的孕妇，分娩前要与医院联系，医院会准备好 Rh（−）的血源，以免发生产后出血时措手不及。

7. 做好自然分娩的准备

自然分娩除了必备的条件之外（骨盆的大小、宫缩强弱、胎儿体重适当），最重要的莫过于心理承受力。在怀孕的 280 天里，孕妇要逐渐做好自然分娩的心理准备。自然分娩是人类繁衍后代的正常过程，不能认为是得病，对分娩的过多恐惧和紧张会造成子宫收缩不协调，这也是产后出血的诱因。因此孕妇一定要做好心理准备，克服紧张焦虑的心态，以顺利完成自然分娩。

8. 分娩时与医生很好地配合

对于自己的分娩方式一定要多征求医生的意见，根据胎儿的大小、自己骨盆的情况、胎儿的安危等选择适合自己的分娩方式。

在分娩过程中听从医生和助产士的指导，调整好呼吸，适当睡眠，积极进食，保存体力，有助于顺利完成分娩过程。

9. 产后的注意事项

（1）分娩后一定要积极排空小便，因为膀胱充盈直接影响子宫收缩，是产后出血的一大诱因。

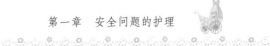

（2）产后 2 小时是产后出血最关键的观察时期，一般情况下产房有医生和助产士观察。

（3）产后 24 小时内产妇最好用带有计量器的卫生垫，以使产后出血量的计量尽可能接近实际出血量。

（4）防治产后出血的关键在于早发现、早治疗，产妇要将自身不适的感受及时告诉医生和护士，如肛门坠胀表明可能会有会阴血肿，头晕乏力可能是因为出血过多等，以免延误救治时机，造成严重后果。

10. 早接触、早吸吮

产后新妈妈要与新生儿做好早接触，让新生儿早吸吮，以便能反射性引起妈妈子宫收缩，减少出血量。

问题 5：为什么会出现产后宫缩痛现象？

在产后的最初几天内，大部分的新妈妈还会有下腹部阵发性疼痛，这被称为产后宫缩痛。

产后宫缩痛一般在产后 1～2 日出现，持续 2～3 日后会自然消失。喂宝宝时反射性催产素分泌增多会使疼痛加重，不需要特殊用药。产后宫缩痛大多数为生理现象，如果频率在正常范围就没有问题，其主要原因是子宫收缩，产后子宫要通过收缩逐渐恢复到正常大小。宫缩疼痛的程度因人而异，多胎产妇及经产妇的痛感更强烈，主要是因为子宫只有加强收缩才能恢复到正常大小。

其实有宫缩痛是个好现象，因为子宫收缩后产后出血就会减少。如果宫缩痛次数太多，一个小时以上也不见缓解，就要从日常生活着手来应对了，具体应注意以下各项：

（1）不要在房间走动太多或搬重物。持重物会导致腹部用力，很容易引起宫缩。

（2）疲倦时躺下休息，保持安静，对减缓宫缩痛很有效。卧姿选择侧睡。避免长时间站立或久坐，以减少该部位的疼痛。坐时臀部垫个坐垫也会有帮助。

（3）不要积存压力。精神疲劳和身体疲劳一样会导致各种问题的发生，压力积攒后也容易出现腹部变硬的情况，最好能做到身心放松。

（4）防止着凉。室内温度过低会使产妇的下肢和腰部过于寒冷，也容易引起宫缩。所以穿上裤子，盖上被子，防止着凉也很重要。

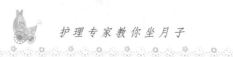 **问题 6：什么是晚期产后出血？怎样预防？**

晚期产后出血又称产褥期出血，是指新妈妈分娩 24 小时后发生的子宫大量出血，出血量超过 500 mL。这类情况在产后 1 ~ 2 周最常见，也有迟至产后 2 月余发病的。

近年来随着剖宫产的增多，晚期产后出血的发生率有上升趋势。晚期产后出血是产褥期内的一种严重并发症，阴道流血可为少量或中量，持续或间断；亦可表现为急剧大量流血，同时有血凝块排出。产妇多伴有寒战、低热，常常因为失血过多而发生严重贫血甚至失血性休克，如不能及时得到正确有效的处理，产妇可能会死亡。

1. 晚期产后出血的原因

（1）剖宫产术后子宫切口裂开

各种原因导致剖宫产术后子宫切口愈合不良、切口局部感染，新妈妈体质差导致缝线吸收不良，产妇营养不良等导致子宫切口裂

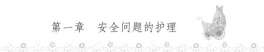

开，都是引起晚期产后出血的重要原因。

（2）胎盘、胎膜残留

这是阴道分娩后的新妈妈晚期产后出血最常见的原因，大多数发生于产后 10 日左右，表现为血性恶露持续时间长，以后反复出血或突然大出血。

（3）蜕膜残留

蜕膜多在产后一周内从新妈妈的子宫内壁脱落，并随恶露一起排出。若蜕膜剥离不全、长时间残留，影响子宫复旧，继发子宫内膜炎症，则往往引起晚期产后出血。

（4）感染

以子宫内膜炎症多见。感染引起胎盘附着面复旧不良和子宫收缩欠佳，使新妈妈子宫内的血窦关闭不全，从而导致子宫出血。

（5）子宫胎盘附着面复旧不全

胎盘附着面复旧不全可引起血栓脱落，血窦重新开放，导致子宫出血。这种情况多发生在产后 2 周左右，表现为阴道突然大量流血。

2. 晚期产后出血的表现

新妈妈在分娩 24 小时后坐月子期内发生子宫出血的总体表现为：产后恶露不净，血色由暗转红，伴感染时有臭味，血量少或中等，一次大量出血时可伴凝血块，出血多时产妇可发生休克。部分新妈妈在产后一段时间有下腹痛、低热。

胎盘残留表现常为红色恶露时间延长，反复出血，甚至突然大出血，失血性休克，这种情况多发生于产后 10 天左右，可伴有发热。

胎膜残留表现为持续性红色恶露时间过长，大出血少见。

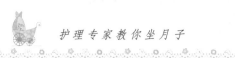

蜕膜残留好发于产后 2 周左右。

子宫复旧不全或子宫内膜修复不全多发生在产后 2 周左右，表现为阴道突然大量流血。

剖宫产术后子宫切口裂开多见于子宫下段剖宫产横切口的两侧端。切口裂开患者常表现为术后 3 周左右突然发生无痛性大量阴道流血，并反复发作，短时间内患者陷入休克状态。

另外，如果个别新妈妈有胎盘部位滋养细胞肿瘤、子宫黏膜下肌瘤、子宫内膜息肉、宫腔内异物、宫颈糜烂、宫颈恶性肿瘤等，都有可能引起晚期产后出血。

3. 晚期产后出血的处理

新妈妈发生晚期产后出血有两种可能：一是发生在医院，二是发生在家里。如果在医院发生晚期产后出血，应立即告诉医生、护士，当班医护人员会立即采取治疗措施。如果在家里发生晚期产后出血，不要惊慌，产妇采取平卧位，下肢略抬高，注意保暖，家人打 120 电话求助。如果出血量不多，产妇生命体征平稳，原则上送往分娩医院治疗，因为分娩医院熟悉产妇的分娩情况。如果出血量多，产妇发生休克等严重情况，应立即送往就近的有输血条件的医院救治。将盛有出血的卫生巾、垫布、内裤等一并带到医院，以便医生估计大致出血量。

如果新妈妈在家里发生产后出血，应果断前往医院救治，决不能抱有侥幸心理，以免延误救治时机，造成严重后果。

4. 晚期产后出血的预防

（1）做好产褥期保健

第一次分娩发生过产后出血、有多次人工流产史、胎盘滞留、

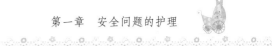

双胎、羊水过多、产程延长的新妈妈，要特别注意观察坐月子期间的恶露情况。

（2）怀孕期间要均衡营养

准妈妈们要把体重增加控制在 12.5 kg 以内，宝宝的体重控制在 3000～3500 g 以内。经产科医生评估条件允许者，尽量选择自然分娩。

（3）准确收集出血并测量出血量，观察其颜色、气味及有无凝血块等

发生产后大出血时，准确收集出血、测量出血量对积极纠正休克、减少产后出血的并发症、降低死亡率有重要意义。

（4）产后预防感染很重要

应保持环境清洁，室内每次通风 30 分钟，每天 2 次。

保持床单的清洁、平整、干燥，经常更换卫生垫，以减少细菌滋生。

保持会阴清洁，住院期间用 1‰ 新洁尔灭擦洗会阴，每天 2 次。

回家休养期间，大小便后用温水清洗会阴部。

（5）保证睡眠，加强营养

新妈妈在坐月子期要保证充足的睡眠，并加强营养，以减少子宫复旧不良。产妇应适当进高热量饮食，多食富含铁的食物，宜少量多餐。一般平产 4 小时后、剖宫产拔除导尿管后鼓励下床活动，活动量应逐渐增加。

（6）母乳喂养很重要

新妈妈要进行充分的母乳喂养，这样可以刺激子宫收缩，促进恶露排出，减少出血。

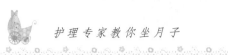

问题7：怎样预防产后晕厥和跌倒？

新妈妈晕厥一般发生在顺产后第一次下床小便、剖宫产拔除导尿管后第一次下床时。因此新妈妈第一次下床一定要有护士或家人的陪伴或搀扶，起床和起立动作都不宜太快，最好先起身在床边坐一会，喝些粥或其他流汁，然后站立一会，看看有无不适，如果出现不适症状应马上就近坐下或由他人搀扶上床休息；如果没有不适，可以试着走几步，整个如厕时间都要有人陪伴在旁，如厕结束要慢慢站立起来，感觉无不适后再走动。

住院期间产妇需要帮助时，可以直接按红灯呼唤医护人员。

注意地面是否有水或潮湿，防止不慎滑倒。

住院期间或在家坐月子时，要保持房间整齐，物品尽量放入柜内，保持床边和过道通畅，防止被杂乱的物品绊倒。

夜间起床要开灯，不要摸黑行动。

穿防滑的鞋子，新妈妈严禁穿一次性塑料鞋套。

怀孕期间就有妊娠期高血压疾病、贫血的新妈妈和产后出血、服用镇静剂的新妈妈更要注意产后防跌倒，由坐位、卧位转为站立位时速度要缓慢，起床时如果能够做到3个"1分钟"——醒后躺1分钟、床上坐1分钟、床边站1分钟，可有效减少跌倒的发生。

问题8：什么是恶露？怎样观察？

1. 恶露

新妈妈在顺产或剖宫产后立即会有阴道出血现象，这被称为恶露。产后恶露是子宫蜕膜脱落时将含有血液、坏死蜕膜等的组织经

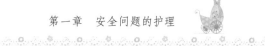

阴道一起排出所致。这是新妈妈在坐月子期的主要表现，属于生理性变化。

虽然每个新妈妈都有恶露，但每人排出的量及持续时间可能不同。恶露有血腥味，但无臭味，其颜色及内容物随时间而变化，一般持续 4 ~ 6 周，总量为 250 ~ 500 mL。如果超出上述时长仍有较多恶露排出，称为产后恶露不尽。

正常恶露根据颜色、内容物及时间不同，可分为三种：

（1）血性恶露

因含大量血液而得名，色鲜红，量多，有时有小血块。血性恶露一般出现在产后 3 日内，之后出血逐渐减少，浆液增加，转变为浆液恶露。

（2）浆液恶露

因含多量浆液而得名，色淡红。浆液恶露一般出现在产后 4 ~ 14 天，之后浆液逐渐减少，白细胞增多，变为白色恶露。

（3）白色恶露

因含大量白细胞色泽较白而得名，质黏稠。白色恶露出现在产后 14 日以后，约持续 3 周后干净。

2. 产后学会观察恶露

恶露是产后子宫复原与否的指示灯，月子期的新妈妈应学会初步观察恶露，以了解自己身体的恢复情况。

恶露的观察主要从量、持续时间、颜色、气味等方面来进行。产后最初 3 天的恶露量较多，可以达到平日月经量，颜色为红色；3 天后至 2 周内的恶露量将逐渐减少，颜色也逐渐由红色转为淡红色；正常产妇产后 14 天后的恶露除量继续减少外，颜色也转为白色。妊

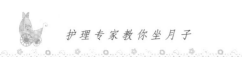

娠产物如胎盘、胎膜残留感染或产后休息欠佳导致子宫复旧不良，可导致恶露时间延长。正常恶露，不管是红色、淡红色还是白色，都有股血腥味，但无臭味。

产妇在坐月子期间，若恶露量多或慢慢减少后又突然增多，红色恶露持续时间较长，应到医院就诊。首先排除有无胎盘胎膜残留，若有残留，可及时清宫；若没有残留，说明还是因为子宫复旧不良引起的，应加强休息和营养，并可以遵医嘱服用一些促进子宫收缩的药物和针剂。若发现恶露颜色火暗欠新鲜或有臭味，且子宫有压痛，说明子宫合并感染，也应及时到医院检查，并进行抗感染治疗。

问题 9：什么是产后尿潴留？怎样预防？

部分新妈妈会发生产后尿潴留现象，它是指分娩后 6 ~ 8 小时不能自行排尿或排尿不畅导致膀胱尿液不能排出。主要表现为：膀胱胀满却无尿意，或有尿意而排不出来，或只排出一部分。当尿潴留时，膀胱容积可增至 3000 ~ 4000 mL，膀胱高度膨胀，可至脐部。产妇主诉下腹胀痛，排尿困难，顺产尿潴留的发生率平均为 14%，而手术助产尿潴留的发生率高达 26% ~ 38%。

产后尿潴留如果处理不及时，将影响子宫的收缩并且加重产后出血，影响产后生殖器官的复旧，还可导致泌尿系统感染，给产妇带来身心痛苦，因此，新妈妈们要尽早预防。

1. 发生产后尿潴留的原因

（1）由于产后疲乏，产妇急于入睡而不愿意排尿，引起尿潴留。

（2）自然分娩后 4 ~ 6 小时或剖宫产拔除导尿管后，产妇未及时排空膀胱；产妇不习惯在床上排尿而导致尿潴留。

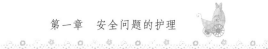

（3）产程较长，膀胱和尿道受胎头压迫过久，导致膀胱、尿道黏膜充血水肿，张力变低而产生尿潴留。

（4）腹壁由于怀孕期间长期、持久扩张，产后发生松弛，腹压下降，无力排尿。

（5）产后会阴侧切或会阴撕裂造成外阴创伤疼痛，使支配膀胱的神经功能紊乱，反射性地引起膀胱括约肌痉挛而发生产后尿潴留。

（6）心理因素。产妇由于外阴创伤，惧怕疼痛而不敢用力排尿。

（7）产前或产后应用大剂量的解痉镇静药，降低了排尿反射和膀胱张力而引起尿潴留，如妊娠高血压综合征使用硫酸镁等药物。

2. 产后尿潴留的预防

（1）顺产后，产妇喝 600 ~ 900 mL 温开水，膀胱很快充盈，产生强烈刺激，从而引起尿意，顺产后 4 ~ 6 小时必须排尿一次。

（2）调整体位和姿势。产后取适当体位，如卧床产妇可略抬高上身或坐起，尽可能以习惯姿势排尿。需绝对卧床休息或剖宫产手术的产妇，应事先有计划地训练床上排尿，以免因不适应排尿姿势而导致尿潴留。

（3）新妈妈不要总躺在床上，因为躺在床上容易降低排尿的敏感度，这有可能阻碍尿液的排出。顺产产妇可于产后 6 ~ 8 小时坐起来。剖宫产的产妇手术 24 小时后即可以坐起。

（4）如果遇到排尿困难，可用听流水声、用热水熏洗外阴、用温开水冲洗尿道外口周围等方法诱导排尿，也可采用热敷下腹部、按摩膀胱部位、刺激膀胱收缩等方法诱导排尿。如果以上方法无效，医生和护士会采取使用药物或留置导尿管等方法来帮助产妇解除尿潴留。

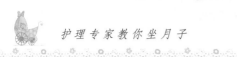

（5）发生尿潴留，新妈妈的心理因素占了一部分，因此产后第一次排尿一定要放松，一般第一次能顺利排尿，后面就不会再有尿潴留现象（特殊情况除外）。如果产妇不习惯小便时旁边有人，护士和家属可以回避一下，但要在保证安全的前提下。

问题10：什么是产后下肢静脉栓塞？怎样预防？

下肢静脉栓塞的成因是，各种原因导致小腿静脉回流压力降低，血液黏度增加，血小板增加和血液凝固性增高，当血管内皮受到轻微损伤时，可促使血小板在该处黏附形成血小板性血栓，继而纤维蛋白沉着，血栓增大，从而使血管腔闭塞。

产后静脉栓塞是产妇在月子里容易发生的一种疾病，特别产后第一周是栓塞的多发期。一般来讲，静脉栓塞以下肢最为常见，还可发生于门腔静脉、肠系膜静脉、肾静脉、卵巢静脉及肺静脉等。

1. 产后静脉栓塞的三大不良后果

（1）导致下肢发生血栓性静脉炎

当血液循环变得缓慢时，非常容易在下肢的静脉血管中形成血块。当大腿形成血栓性静脉炎时，整个下肢的皮肤都会变得肿胀、发硬、发白，造成疼痛和行走困难。

（2）导致盆腔静脉发生栓塞

当栓塞发生在盆腔静脉中时，产妇会出现腹痛、高烧等症状，并伴有下肢压痛、皮肤发红和水肿等不适。

（3）引起肺部栓塞的后果最严重

如果血块随着血液流动跑到肺部，就会引起深部静脉栓塞。深

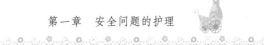

静脉发生栓塞是围产期的一种严重并发症，因为深静脉中的栓子小，容易脱落游走，当栓子阻塞肺动脉时，就会发生肺栓塞，导致产妇猝死。

2. 产后下肢静脉栓塞的预防

（1）孕期避免久站久坐。妊娠后期，当下肢刚出现静脉曲张时，或已形成静脉曲张后，应注意不要长久站立，不要久坐不动或经常盘腿而坐，也不要经常步行走远路。

（2）孕期在生活细节方面要注意促进静脉血液回流。内衣、内裤要宽松一些，不要过紧地勒腹部，以免影响静脉血液回流。如果刚刚形成静脉曲张，每天起床后趁着静脉曲张和下肢水肿较轻时穿上高弹力的袜子有利于缓解症状。

（3）避免用过冷或过热的水洗澡，与体温相同的水最为适宜。

（4）为了减轻静脉压力，要防止或及时纠正便秘，每次蹲厕时间不要太长；有咳嗽或气喘时应积极治愈。睡眠时特别是夜间，要用枕头将脚垫得略高一些，以促进下肢静脉血液顺畅回流。

（5）避免发生孕期并发症。资料显示，妊娠高血压综合征、前置胎盘及难产等并发症会增加静脉栓塞的概率，因此，务必要定期去做孕期检查，对这些并发症早发现、早治疗。

（6）避免过度劳累。每天保证充足的睡眠，睡眠时间不少于8小时。保持良好的情绪，饮食均衡合理，不要让体重过多增长。睡眠或躺卧取左侧卧位，以促使下肢静脉血液回流，避免发生静脉曲张或静脉瘤。

（7）孕期时要避免胎儿长得太大。胎位不正时要在医生的指导下坚持做胸膝卧位，以矫正胎位。从孕期开始接受无痛分娩的健康

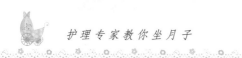

教育，了解分娩过程，知情选择减轻产痛、消除恐惧的方法，避免发生难产。

（8）产后宜适度运动，避免久坐久卧。传统观念认为产妇在月子里不要过早活动，不然会伤身子，会一辈子落下病根等。其实这样做对产妇的健康很不利，容易引起多种不良后果，静脉栓塞就是其中之一。产妇在坐月子期间要适度活动，完全躺在床上是不可取的。即使行动不便，也要经常在床上活动自己的下肢，避免发生血栓。

（9）运动可加速全身的血液循环，是预防静脉血栓的最好办法。自然分娩的产妇，可在产后6~8小时坐起来在床上靠靠，然后由家人陪伴去卫生间如厕；24小时后可根据自己的情况在家中卧室随意走走，也可站起来为小宝贝换尿布。剖宫产的产妇在手术后也不宜静卧，宜在知觉恢复后及早起来活动。可在24小时后练习翻身和伸屈肢体，从床上坐起并下床慢慢地活动，以保证深部静脉血液不停地流动。

（10）产后注意科学补养。不宜过度进食高蛋白、高脂肪、高糖及高刺激性的食物，因为这样会使血液黏稠度变高、下肢血流缓慢。应鼓励产妇多饮水，进食低糖、高纤维素、高蛋白、高钙、适量脂肪饮食，多食新鲜蔬菜、水果，禁食辛辣刺激性食物。剖宫产术后应防止身体发生脱水使血液浓缩，应注意补足水分，纠正脱水状态。术后6小时可开始进食一些流质食物，如蛋花汤、藕粉等。术后第二天肠道正常排气后，可进食稀粥、鲫鱼汤等半流质食物。

（11）坐月子期间，一旦产妇出现发热症状，必须警惕是否发生了静脉炎，特别是出现下肢肿胀、疼痛等症状时更要及时就医。对产妇来说，及早采取预防措施才是最好的方法。

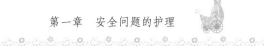

 问题11：怎样预防产后发生皮肤问题？

1. 产后防压疮

（1）避免皮肤处于潮湿状态

产后1周内的新妈妈皮肤排泄功能旺盛，会有大量汗液排出，应及时擦干汗液，及时更换潮湿的衣服和被单，保持床铺整洁、干燥、平整。

剖宫产术后或顺产后回病房时，如果衣服潮湿或皮肤沾染有消毒剂或血液、汗液，要用温热水擦净并更换上干净衣服。

产后的新妈妈阴道有恶露流出，要经常更换会阴垫，每天擦洗会阴两次，以保持会阴部清洁。冲洗会阴时要注意防止冲洗液弄湿衣服及床单。保持皮肤清洁干燥，防止尿路感染或引发上行性感染。

注意： 产后腹带不要绷得太紧，若被血液、尿液污染应及时更换。

遇潮湿天气时要打开门窗通风换气，有条件的宜使用空气调节器调整湿度，保持空气湿度在50%~60%。

（2）定时翻身

不论是顺产还是剖宫产产妇，都要定时更换体位。特别是剖宫产的产妇，由于镇痛泵的应用，产妇术后没有任何疼痛感，或因为保留尿管，或因为切口疼痛，新妈妈们往往不愿意主动翻身，从而使骶尾部皮肤受压，应配合护理人员和家属每两小时翻身一次。

（3）保证睡眠和加强营养

产后保证睡眠和加强营养，适当摄入高热量、高蛋白、高维生素饮食以增加皮肤的抵抗力。

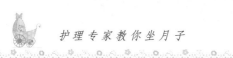

（4）特殊产妇的预防

有妊娠合并症、产前因保胎等特殊原因长期卧床的产妇，肥胖或特别消瘦的产妇，特别是患有妊娠合并高血压、慢性肾炎的产妇，体内往往潴留大量的水分，更要注意压疮的防范。

2. 产后防皮肤过敏

（1）坐月子新妈妈饮食要清淡，避免食用刺激性食物，如辛辣食品、酒精类、咖啡、咖喱等，尽量少食用海鲜类食物。

（2）"坐月子不能洗澡"这种说法是错误的，要注意清洁皮肤。特别是容易出汗的新妈妈，应穿棉质、宽大、舒适的衣服，定时洗澡、洗衣，洗澡时尤其要注意皮肤褶皱部位的清洁。

（3）洗澡时水温不宜过高。用温度过高的水洗澡，会使皮肤更加干燥，引起全身发痒。宜用接近于人体温度的水洗澡，洗完澡后皮肤上擦一些保湿乳液。

（4）要保持心情愉快，并保证充足的睡眠。凡事不要太紧张，因为身体及心理的压力也常常会导致皮肤问题。

3. 产后防乳头皲裂

（1）怀孕期间正确护理乳房。应随着乳房的增大相应地更换乳罩，妊娠6个月起每天用温水擦洗乳头，使乳头、乳晕的皮肤逐渐增厚，变得坚韧。如果发现乳头内陷，在产后要经常牵拉，使乳头突出。

（2）喂宝宝前要采取舒适体位，先用湿热毛巾湿敷乳房和乳晕3~5分钟，同时按摩乳房以刺激排乳反射，挤出一些乳汁，让乳晕变软，以便于宝宝含吮。

（3）要学会正确的喂养方式。喂奶时尽量让宝宝连乳晕一起含

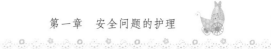

进去，不要强行把乳头从婴儿嘴中拉出来。避免宝宝吸吮时来回牵拉乳头、用嘴摩擦乳头的皮肤等。

（4）避免宝宝含乳头时间过长。一般来说，宝宝一次吃奶时间以 20 分钟左右为宜，最好不要超过 30 分钟。宝宝叼着乳头睡觉容易损伤新妈妈的乳头，造成乳头皲裂。

（5）哺乳后挤出一些乳汁涂抹在乳头和乳晕上，待其自然干燥后穿戴宽松的棉质胸罩和内衣，必要时放置乳头罩，以利空气流通。

（6）避免清洁乳头过度或不当。不要用肥皂过度擦洗乳头或用酒精消毒等，这实际上是劣性刺激，会导致乳头过于干燥、发生皲裂。

（7）注意新生儿口腔卫生。当宝宝口腔及口唇发生口腔炎、鹅口疮等感染时，如果继续含吮，很容易感染乳头。

问题12：怎样预防产褥期中暑？

新妈妈在产褥期因高温环境中体内余热不能及时散发，引起中枢性体温调节功能障碍的急性热病，称为产褥中暑。表现为高热，水、电解质紊乱，循环衰竭和神经系统功能损害等。本病虽不多见，但起病急骤、发展迅速，处理不当会有严重的后遗症，甚至死亡。

中国坐月子的旧风俗是怕产妇"受风"而要求关门闭窗，产妇深居室内，包头盖被，穿长袖衣、长裤，紧扎袖口、裤脚，居室和身体内环境处在高温、高湿状态，严重影响产妇出汗散热，导致体温调节中枢功能衰竭而出现高热、意识丧失和呼吸循环功能衰竭。当产妇处于超过散热机制能力的极度热负荷状态时，体内因热积蓄

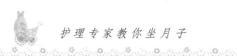

过度而引起高热，从而发生产褥期中暑。

1. 产褥期中暑的表现

（1）中暑先兆

发病急骤，发病前有短暂的先兆症状，称为中暑先兆。具体表现为口渴、多汗、心悸、恶心、胸闷、四肢无力。

（2）轻度中暑

中暑先兆未能得到及时处理，产妇体温开始升高，随后出现面色潮红、胸闷、脉搏加快、呼吸急促、口渴，痱子布满全身。

（3）重度中暑

产妇体温高达 41 ~ 42 ℃，呈稽留热型，可出现谵妄、抽搐、昏迷，面色苍白，呼吸急促，脉搏细数，血压下降，皮肤干燥无汗，瞳孔缩小，反射减弱。若不及时抢救，数小时内可因呼吸、循环衰竭而死亡。

2. 产褥期中暑的预防

① 破除旧的风俗习惯，居室保持通风，避免室温过高，夏季可以开启空调，调节室温一般在 26 ~ 28 ℃，避免风口直吹即可。

② 产妇的衣着应宽大透气，以利于散热。夏天宜穿着薄睡衣，以舒适为度。

③ 夏季多喝水，尤其要补充盐水。对于体温较高者，应立即给予冷水、酒精擦浴，以快速物理降温，大多数轻症患者能得到控制。

④ 如果出现高热等严重产褥期中暑现象，应立即送往医院治疗，以免延误病情导致严重后果。

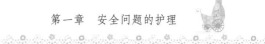

 问题 13：什么是产褥热？怎样预防？

1. 产褥热

产褥热，即"产后发热"，也称产褥感染，是指产褥期内发热持续不退或突然高热寒战，并伴有其他症状，如疼痛、恶露异常、恶心、呕吐等。产褥感染是导致孕产妇死亡的四大原因之一，对此要特别重视。

发热、疼痛、异常恶露，为产褥感染的三大主要症状。产褥早期发热的最常见原因是脱水，但如果在 2～3 日低热后突然出现高热，可能就是产褥感染了。由于感染的部位不同，所以在每个产妇身上的表现也会不同。根据感染发生的部位，可分为会阴、阴道、宫颈、腹部伤口、子宫切口局部感染，急性子宫内膜炎、急性盆腔结缔组织炎、腹膜炎、血栓静脉炎、脓毒血症及败血症等。如果新妈妈在家中出现上述情况，要立即前往分娩医院就诊，决不能自行在家中口服些退热药、抗生素等，以免延误治疗。

2. 产褥热的预防

（1）加强孕期保健，注意均衡营养，增强体质。

（2）临产前两个月避免性生活及盆浴。

（3）及时治疗外阴阴道炎、宫颈炎等慢性疾病及并发症。

（4）产后要注意卫生，保持外阴清洁，尽量早期起床，以使恶露尽早排出。

（5）产后要保证足够的睡眠时间，加强营养，以增强身体的抗病能力，这也是预防产褥热的重要措施。

问题 14: 什么是产后乳腺炎? 怎样预防?

1. 产后乳腺炎

产后乳腺炎是坐月子期间的一种常见疾病,多为急性乳腺炎,常发生于产后 3～4 周的新妈妈,所以又称为哺乳期乳腺炎,多因乳头裂口或血性感染所致。

第一次生宝宝得乳腺炎的新妈妈要比经产妇多 1 倍,因为初产妇乳头皮肤娇嫩,耐受不了婴儿吸奶时对乳头的刺激,常发生乳头组织损伤,形成乳头裂口。尤其是乳头短、乳头勃起不良的新妈妈更容易出现乳头裂口。乳头裂口后因婴儿吸吮会引起剧痛,所以喂奶时间就短,甚至不敢再让乳儿吸吮奶头,这便使大量乳汁淤积在乳腺内,乳汁分解后的产物最适合细菌的生长,此时如果有化脓性细菌从乳头裂口侵入,在乳腺内迅速大量繁殖,便会引起乳腺炎。

乳腺炎初发时,新妈妈会感到突然发冷、打战(哆嗦),同时发热,有的还会发高烧、发炎,局部和整个乳房有刺痛或闪电样抽痛、跳痛,并逐渐加剧;乳量明显减少,乳房皮肤发红,整个乳房可肿大,有触痛感。发炎区域由于乳管堵塞,乳汁排出困难,便形成硬块。这时如果能得到有效治疗,可不致化脓。否则,会形成乳腺脓肿,经过一段时间肿痛后,会化脓。化脓后,须经治疗方可逐渐消肿,恢复健康。但是新妈妈如果患了化脓性乳腺炎,多数会影响以后的乳汁分泌。

2. 产后乳腺炎的预防

(1) 产前

① 怀孕 6 个月起每天用温水擦洗乳头,使乳头、乳晕的皮肤逐

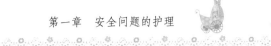

渐增厚，变得坚韧，挤出乳管内的脂栓。

② 乳头内陷的孕妇从妊娠 7 个月起佩戴乳头罩，可对乳头周围组织起到稳定作用，继而使内陷的乳头外翻。

（2）产后

① 要保证母乳喂养的姿势正确及宝宝的吸吮方式正确。宝宝含吮乳头时要含吮包裹大部分乳晕，不要让宝宝只含到乳头，以免造成乳头皲裂，使细菌沿着皲裂的乳头进入乳腺管引起急性乳腺炎。

② 哺乳时一定要让宝宝吃空一侧乳房再吃另一侧，不要两边乳房交替吃。如果妈妈的奶量很充足，宝宝只吃一边就饱了，另一边又很胀，一定要把胀的一侧乳房的乳汁挤掉，不要留在乳房里，以免形成硬结导致急性乳腺炎。同时，要养成定时哺乳的习惯，不要让宝宝含着乳头睡觉。

③ 侧睡与仰躺睡交替进行。新妈妈不要趴着睡，以防止挤压乳房引起乳汁淤积，从而导致急性乳腺炎。

④ 不要戴有钢托的胸罩。妈妈的乳汁时常会不经意地流出，加上乳房因乳汁充盈会下垂，因此新妈妈不要戴有钢托的胸罩，最好戴专门的哺乳胸罩，以防带有钢托的胸罩挤压乳腺管造成局部乳汁淤积，引起急性乳腺炎。

⑤ 新妈妈要注意自身卫生。喂宝宝前后应清洗双手，并用清洁的毛巾将乳头擦拭干净，保持乳头的清洁。

⑥ 产后催奶不宜过急。产后补充营养并不是多多益善，帮助下奶的鱼汤、肉汤或鸡汤一定要根据奶水分泌的多少适量饮用。因为有些新妈妈在刚开始分泌奶水时乳腺管尚未通畅，而新生儿吸吮能

力弱，如果大量分泌乳汁容易造成奶胀结块，给新妈妈带来痛苦，所以，产后进食下奶的食物应从少量开始。

⑦ 乳腺炎的成脓期，应少吃有"发奶"作用的汤水，以免加重病情。宜多吃具有清热作用的蔬菜水果，如番茄、青菜、丝瓜、黄瓜、绿豆、鲜藕、金橘饼等。海带具有软坚散结的作用，可适当多吃些。同时，新妈妈要保持心情舒畅。

问题 15：怎样预防剖宫产术后腹部切口感染？

（1）一般情况下剖宫产术后腹部切口感染好发于肥胖的新妈妈，因此孕期应合理营养，积极控制体重增长，使体重增长控制在 12.5 千克之内。

（2）参加正规围产期保健，控制胎儿体重，尽量选择自然分娩。

（3）早期发现并纠正妊娠合并症和并发症。妊娠期糖尿病、高血压、贫血患者应配合医生进行积极的治疗，控制血糖，减少细菌感染的可能性。

（4）剖宫产术后的新妈妈要早期适度下床活动，以增加局部血液循环。

（5）保持腹部敷料干燥、清洁，如有血液、尿液、汗液污染，应立即请医护人员更换。

（6）新妈妈要保证充足的睡眠，加强营养，以增强机体抵抗力，促进切口愈合。

（7）新妈妈出院后如有发热、腹部切口红肿、疼痛、有渗液等，应立即前往分娩医院就诊。

问题 16：如何预防产后会阴切口感染？

（1）产后会阴切口感染同样好发于肥胖的新妈妈，此类新妈妈脂肪层厚，切口局部血供相对少，切口缝合层次增多，由于产后活动相对不便，局部血液循环欠佳，局部抵抗力下降而容易发生感染，因此孕期应积极控制体重增长。

（2）如果新妈妈原有的外阴、阴道炎症未治愈，特别是患有严重真菌感染、阴道滴虫感染、细菌性阴道病感染的，产后含致病微生物的恶露渗入侧方切口很容易引起局部感染，因此孕期要根据医嘱积极治疗阴道炎症。

（3）产科并发症如糖尿病、血液系统疾病、肝病等内科合并症会使机体抵抗力下降，组织愈合能力下降，因此孕期要积极配合医生治疗上述疾病。

（4）会阴侧切术后产妇要采取切口对侧侧卧位，以减少恶露直接流向切口。

（5）产后 4～6 小时排尿，以免尿路感染影响会阴切口愈合。

（6）产妇宜尽早下床活动，以改善全身及局部血液循环。

（7）保持会阴部清洁。不论是自然撕裂还是切开的伤口，一般都可在 3～5 天愈合，住院期间应每天清洁、消毒会阴部 2 次，出院后每次大小便后应用温开水清洗会阴部。为防止伤口污染，大便后切忌由后向前擦，应该由前向后擦。注意勤换卫生护垫，避免湿透，以免浸湿伤口。建议局部采用 1：5000 高锰酸钾温水坐浴，每天 2 次，每次 10～15 分钟，

（8）防止会阴切口裂开。发生便秘时，不可过度用力向下进气，

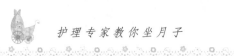
可用开塞露或液体石蜡润滑。避免做下蹲等用力动作。坐立时身体重心偏向健侧，可减轻伤口受压而引起的疼痛。要避免大腿过度外展而使伤口裂开。

（9）如果会阴伤口出现肿胀、疼痛、硬结，并在挤压时有脓性分泌物，应立即前往分娩医院就诊。

 问题 17：分娩后住院期间要注意哪些安全问题？

1. 防火

住院后先熟悉病区的环境，了解安全通道和安全门，以防万一。

家属不要在病区内吸烟，不要自行操作设备带中的氧气、负压吸引等装置。

2. 防盗

重点是防新生儿被盗，产妇如厕、洗漱时宝宝一定要交予家属或护士看护，严禁将新生儿独自留在病房。

夜间入睡时要关门，将新生儿放在视线范围内。

对于可疑人员要有识别能力，不要与无关人员交流。

其次是防钱财失窃。住院期间不要带过多现金和贵重物品，外出检查、手术、分娩、夜间睡眠等要关门，以免钱物被盗。

3. 防新生儿跌落

初为人父或人母，抱婴姿势不熟练，容易导致新生儿跌落。

喂奶后宜将新生儿放在婴儿床内，不要放在母亲旁边，以防产妇熟睡后新生儿跌落。

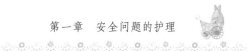

4. 防新生儿烫伤

产妇倒热水、喝热汤时要远离新生儿，严禁在新生儿的床头倒水或手持热水瓶、水杯、热汤等跨越新生儿这些危险动作。

5. 防新生儿被抓伤

产妇、家属都要将指甲剪去，防止在护理新生儿时意外抓伤宝宝。

 问题 18：产妇在家中休养时要注意哪些安全问题？

1. 防新生儿被捂

新妈妈没有带婴儿的经验，夜间睡眠太深，新生儿容易被被子捂了，造成不可挽回的后果。因此，新生儿除了喂奶时之外，其他时间均宜放在小床上，不要和母亲一起睡。不要让宝宝含着乳头睡觉，防止新妈妈睡着后乳房捂着宝宝鼻子。

2. 防新生儿沐浴、喂奶时被烫伤

家中要备水温计，新生儿沐浴的合适水温为 39～41 ℃，一定要先放冷水再放热水。

如果是人工喂养，配奶时应先将冷却至 50～60 ℃的开水倒入奶瓶，再放奶粉，喂前一定要先在手腕上试温。

3. 夏天产妇自身不要太捂，以防中暑（详见问题 12）

4. 及时救治

如产妇出现高热，恶露量突然增多，伤口红肿、疼痛、裂开等问题，应立即前往医院救治。

女性在分娩后，身体自然会发生很多变化，无论是体内激素还是身体体质等，都和非孕时不同。因此产后需要一段时间才能使生殖器官及全身（除乳房外）恢复到非孕状态，这种生理变化约需 42 天才能完成，这段时间称为产褥期，也就是坐月子期。产褥期结束后，必须到正规医疗机构进行产后 42 天检查。检查的目的主要是看新妈妈的生殖器官及全身（除乳房外）是否恢复到非孕状态。

新妈妈在产后 42 天主要检查体重、血压、尿常规、血常规、盆腔器官，并接受避孕指导等。出生 42 天的宝宝也要做检查，主要是常规检查和神经系统检查。

1. 产后 42 天产妇检查项目

（1）体重检查

体重是人体健康状况的基本指标，过重或过轻都是非正常的表现，一旦超过限度会带来很多健康隐患。体重测量可以监测新妈妈的营养摄入情况和身体恢复状态，提醒新妈妈注意防止不均衡的营养摄入和不协调的活动量，以确保身体健康。新妈妈不妨在家备一个方便秤，随时关注自己的体重，均衡自己的膳食。

（2）测血压

成人的正常血压应该是 120/80 mmHg 左右。怀孕后的女性血压会有些变化，部分孕妇还伴有妊娠期高血压等。产后，一般产妇的血压都会恢复到孕前水平。如果血压仍未恢复正常，应该及时查明

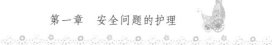

原因，对症治疗。

（3）尿常规检查

患妊娠期高血压疾病的新妈妈和自觉小便不适的产妇，需要做尿常规检查，目的是看看妊娠期高血压疾病是否已经痊愈，或者是否有尿路感染等。

（4）血常规检查

妊娠合并贫血及产后出血的新妈妈要复查血常规，如有贫血，应及时治疗。出现高热等症状的新妈妈也要进行血常规的检查，以尽早确定身体是否有炎症。

（5）乳房检查

产后42天检查也有助于解决新妈妈哺乳上的困难。如果有乳房疼痛、异常肿块、乳汁异常分泌的情形，医师会先触诊，并评估是否需搭配乳房检查或转介相关科别。

（6）腹部检查

通过腹部检查可以进一步了解子宫的复位情况及分娩后腹腔内其他器官的情况。对于剖宫产的新妈妈来说，检查剖宫产后的伤口愈合情况非常重要。

（7）盆腔器官检查

盆腔器官检查是产后42天检查中最为重要、最能看出妈妈产后恢复情况的一项。一般会进行妇科内诊检查，如检查会阴伤口的愈合情况；检查恶露是否干净、是否有阴道发炎的情况；检查宫颈管的愈合情况，是否有糜烂等；检查子宫收缩复旧的情况等。

（8）盆底检查

分娩时盆底肌肉、神经的损伤，可能导致女性在产后面临一系列问题。这不仅给女性朋友带来很多生活上的不便，还可能造成阴道松弛，进而影响到女性的性生活质量。盆底康复锻炼可以有效地收缩盆底松弛的肌肉，恢复肌肉的张力和弹性，治愈尿失禁等问题，而产后 3 个月是做盆底康复的最佳时机。

2. 产后 42 天检查问诊项目

（1）产后出血

一般在产后 42 天检查之前，阴道分泌物的量已经不多了，因此如果检查时还有大量出血、恶露带有特殊分泌物与异味，以及腹痛、发烧等，均应告知并与医师讨论，搭配内诊，以便做进一步的确认。

（2）外阴瘙痒与白带

产褥期间，因恶露使用卫生护垫或卫生棉，外阴及阴道变得更为潮湿闷热，无形中增加了霉菌感染的机会，其中又以念珠菌感染最为常见。其症状为白带呈豆腐渣状，明显外阴瘙痒等。通常用抗霉菌药膏及阴道栓剂治疗即可获得不错的效果。

（3）如厕习惯

产后有排便疼痛、出血者，可能有便秘或痔疮的问题，而尿频则可能为泌尿道感染所引起。

（4）避孕指导

这是为了保证新妈妈产后健康恢复的一项特有检查。哺乳期并非"安全期"，哺乳期同样要注意避孕，做好避孕措施能预防无计划怀孕。对于采用哪种方式避孕，新妈妈可以在这次检查时详细咨询医生，根据医生的建议，选用最合适的避孕方式进行避孕。

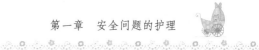

问题 20：产后为什么要避孕？怎样安全避孕？

1. 产后为什么要避孕？

产后排卵功能的恢复时间一般很难预料，如果新妈妈产后不哺乳，月经一般在产后 6~8 周恢复，但哪一天来月经很难确定。在哺乳期妇女中，产后第一次月经可在 2~8 个月来潮，排卵最早可在 36~42 天就发生，因此哺乳期妈妈月经未来潮前仍有受孕的可能，俗称"暗胎"。哺乳期妈妈必须采取避孕措施，避免意外怀孕。

产后意外怀孕和生育间隔时间太短对母婴的健康都有影响。此时怀孕会导致乳汁分泌减少、乳汁质量改变，从而影响母乳喂养和婴儿成长。哺乳或剖宫产会使再次妊娠后的人工流产手术风险进一步增加，子宫穿孔、胎盘粘连、产后出血的发生率较高。剖宫产后妊娠和瘢痕妊娠均会增加医生手术的难度，增加大出血的风险。

2. 怎样进行安全避孕？

产后安全避孕，是指产妇在生殖器官及全身（除乳房外）恢复到非孕状态后，为防止意外妊娠的发生而采取的避孕措施。一般情况下，平产新妈妈 42 天以内、剖宫产新妈妈 2 个月内禁止性生活。至于什么时间恢复性生活，在产后 42 天到医院检查时医生会给出指导性意见。一般情况下，建议顺产新妈妈的性生活恢复时间在产后 2 个月以后；剖宫产者则在产后 3 个月后，因为剖宫产有手术伤口，伤口恢复自然需要更多的时间，性生活必须在剖宫产伤口愈合后才能进行。

目前，较为合适的哺乳期避孕方法是工具避孕。因为常用的避孕药是一种激素，服用后不仅会使乳汁分泌减少，还会通过哺乳进

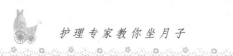
入婴儿体内，对婴儿产生不良的影响。

常用的避孕工具有阴茎套、宫内节育器等。

阴茎套避孕使用简单，非常容易掌握，而且效果可靠，只要能正确地使用，成功率高于节育环。

女性比较常用的避孕方法是在子宫腔内放置宫内节育器。一般情况下是顺产3个月后、剖宫产6个月后放置宫内节育器。最佳放置时间是在产后正常来月经的第二个月，哺乳期的育龄妇女通常可以等到产后满三个月再上环。上环对新妈妈的生理影响小，不影响性生活，有效率高，可达到长期避孕的目的，取出后即可恢复生育能力。生过孩子的女性只要无禁忌证都可以放置节育环。

一般来讲，以月经干净后3~7天、没有性生活史去放环为宜，因为这个时候子宫内膜刚刚开始生长，内膜较薄，放置时可以避免出血；而且在月经干净后没有性生活之前放置，也避免了放环时受精卵已长在子宫内膜上的可能。

（丁燕琴，万慎娴）

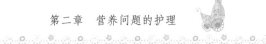

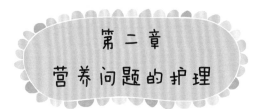

问题1：产妇的科学饮食方案有哪些？

（1）少量多餐

产后初期，产妇的胃肠道功能还没有恢复正常，宜少量多餐，一天5~6顿，每顿7~8分饱。两顿主餐间穿插一些酸奶、水果等小食，这样既保证了营养的补充，又不会增加胃肠道负担。

（2）饮食多样化

坐月子期间，为了自己的身体修复与宝宝的茁壮成长，产妇应不挑食、不偏食，以保证各种营养元素的摄入。

（3）补充足够的水分

新妈妈们应该都有产后褥汗的体会。因为在月子里产妇的新陈代谢很旺盛，加之乳汁中有88%的水分，因此需要大量外源性水分的补充。如果产妇不喜欢喝太多的白开水，可用牛奶、豆浆或汤品来代替部分白开水。

（4）适当补充维生素及其他微量元素

产妇应摄入足够的新鲜果蔬和海藻类食品。新鲜果蔬中含有多种维生素、无机盐、纤维素、果胶、有机酸等成分，海藻还可以供给适量的碘。

问题2：哺乳期妈妈的平衡膳食宝塔是怎样的？

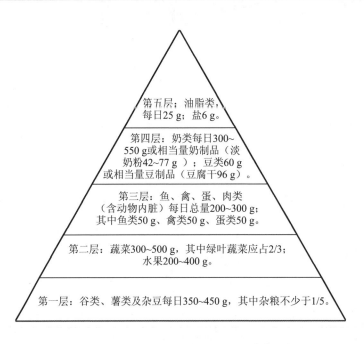

第五层：油脂类，每日25 g；盐6 g。

第四层：奶类每日300~550 g或相当量奶制品（淡奶粉42~77 g）；豆类60 g或相当量豆制品（豆腐干96 g）。

第三层：鱼、禽、蛋、肉类（含动物内脏）每日总量200~300 g；其中鱼类50 g，禽类50 g，蛋类50 g。

第二层：蔬菜300~500 g，其中绿叶蔬菜应占2/3；水果200~400 g。

第一层：谷类、薯类及杂豆每日350~450 g，其中杂粮不少于1/5。

问题3：有利于产妇增乳的营养素有哪些？

（1）优质蛋白

增加肉、禽、蛋、鱼虾、奶及海产品等优质蛋白质的摄入。

（2）适量脂肪

正常产妇在孕期的体重通常会增加 10～12 kg，其中有 2～4 kg 的脂肪被储存以供哺乳所需。在泌乳期的前 3 个月，这些脂肪每天可以提供 837～1256 kJ 的热量，而正常哺乳妈妈每天仍需要再增加

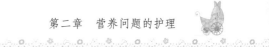

2093 kJ 的热量，才足够提供泌乳期及哺乳女性本身所需要的热量。植物油、动物油、肉类、奶类、蛋类以及大豆制品都含有一定的脂肪，平时用油最好以植物油为主，并适当搭配动物油食用。

（3）充足的钙质

哺乳期女性每天需要 1200 mg 以上的钙。乳类食品含钙量最高，易于吸收利用；小鱼、小虾含钙丰富，可以连骨带壳食用。深绿色蔬菜、豆类也可以提供一定数量的钙。

（4）铁

正常人一天大约需要 15 mg 的铁，哺乳妈妈则需要增加至 25 mg。动物血、肝脏、瘦肉、蛋黄、某些蔬菜（如油菜、菠菜等）、大豆及其制品均含有丰富的铁。

（5）维生素

哺乳期女性的膳食必须相应增加各种维生素。在脂溶性维生素中只有维生素 A 能少量通过乳腺，故膳食中维生素 A 转移到乳汁中的数量是有限的。维生素 D 几乎完全不通过乳腺，故乳汁中维生素 D 的含量很低，婴儿必须多晒太阳，并摄入外源性的维生素 D。水溶性维生素则大多能自由通过乳腺，只要哺乳妈妈在膳食中注意补充，婴儿的需要也能得到满足。维生素的补充主要来源于新鲜的果蔬。

问题 4：月子餐烹饪有哪五个要点？

1. 月子餐要保证量少质精，菜量和饭量不需要太大，但要精选食材，尽量使荤素菜的品种丰富多样。

2. 产妇饮食中的水分可以多一点，如适当多喝汤、牛奶、粥等。

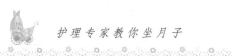

3. 为了使食物容易被消化，产妇的饭菜要煮得软一点，在烹调方法上多采用蒸、炖、焖、煮，不宜采用煎、炸的方法。

4. 坚持中医产后"热补"原则，以麻油、老姜、米酒水做料理。

5. 月子餐应做到口味清淡。烹调时尽量少放盐和酱油等，同时不可做得过分油腻。

 问题5：分娩后立即喝汤是否有利于早开奶？

产妇刚分娩完，乳腺管还没有通畅，如果刚生完宝宝就立马喝汤催奶，产出来的奶就会堵在乳腺管中，这会导致新妈妈的身体不适，严重的还会出现发烧症状。此时应让宝宝吮吸乳头，这种方法可以刺激乳腺管尽早畅通。

问题6：新妈妈产后要限制盐的摄入吗？

调查发现，很多新妈妈的乳汁中氯和钠含量过高，这与产妇摄入食盐过多有关。那么，产后新妈妈到底可不可以吃盐呢？明确地说，产后需要限盐但不是禁盐。

一般说来，怀孕全过程所增加的体重约有 12 kg，婴儿连同胎盘的重量约有 5.5 kg，其余的 6.5 kg 中水分就占 60% 以上。换言之，因怀孕的各种因素而产生的水分必须在分娩后慢慢地排出。因此，如果在坐月子期间吃的食物太咸或含有酱油、醋、番茄酱等调味品，或是食用腌渍食品、罐头食品等，都会使身体内的水分滞留，不易排出。因此产后的一周少吃盐和调味料，有助于"利水消肿"。

另一方面，在此期间产妇往往流很多汗，而电解质的补充是需

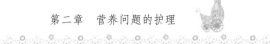

要盐的，考虑到产妇的胃口，完全不用盐也不太可能，所以坐月子时盐还是可以吃，但一定要比平时再少一些。

此外，含钠的调味品，如番茄酱、味精、酱油都要少吃，乳酪和牡蛎也要少吃。

 问题 7：哺乳期妈妈每天需要摄入多少钙质？

一个哺乳期妈妈每天需要 1200 mg 左右的钙，这个量大约等同于 4 杯低脂奶所含的钙质。如果钙的吸收少于这个建议的量，身体就会从骨骼中吸取钙，从而引起骨质流失。但即使新妈妈能够从食物中吸收足够的钙质，骨质流失还是会发生。这可能与哺乳期妈妈体内雌激素水平降低有直接的关系。

美国辛辛那提的一所大学研究发现，补充钙质并不能防止哺乳期妈妈骨质的流失；但同时又发现，不管新妈妈是否补充钙质，大部分在哺乳期流失的钙在停止哺乳后都会恢复到正常水平，这个过程在断奶后的 6 个月左右完成，而且对骨密度不具有长期危害性。英国剑桥的一位营养专家认为："事实表明，人类哺乳会引起钙的新陈代谢，包括暂时的钙质调动及随后的骨骼恢复，这与是否额外补充钙没有关联。"因此，孕期及哺乳期妈妈每天只要按照医生的建议适当补钙即可，如果每日的饮食中已经有足够的钙质，则无须额外补充。

 问题 8：产妇可以吃鸡吗？

可以吃，但不能只吃母鸡不吃公鸡。分娩后体内的雌激素和孕激素水平降低，有利于乳汁的形成。但母鸡的卵巢和蛋衣中含有一定量的雌激素，会减弱催乳素的功效，从而影响新妈妈的乳汁分泌；而公鸡含有雄激素，可以对抗雌激素，食用清炖大公鸡会促进乳汁分泌。而且公鸡肉的脂肪含量较少，产妇吃了不容易发胖，有助于哺乳期保持较好的身材，也不容易引起宝贝腹泻。

问题9：哺乳期妈妈可以吃火腿吗？

火腿营养丰富，味道鲜美，长期以来深受人们的喜爱，更受产后虚弱、需要进补的产妇的青睐。但是，如果产妇吃火腿不得法，也会适得其反，甚至影响下一代的健康。

火腿作为一种腌制品，含有大量的亚硝酸盐，它在人体胃酸的作用下可转变为亚硝胺。众所周知，亚硝胺是一种致癌性极强的物质。哺乳妈妈如果大量吃火腿，或多或少都会把有害物质通过乳汁带给婴幼儿。由于婴幼儿肝脏的解毒功能尚不健全，肾脏的排泄能力又有限，这种亚硝胺类物质积蓄在婴幼儿体内，会损害宝宝的重要脏器。所以火腿不适合哺乳妈妈食用。

问题10：产后多吃桂圆、红枣补血吗？

桂圆又叫龙眼，是营养极其丰富的一种食材。中医认为，桂圆味甘、性平、无毒，入脾经、心经，为补血益脾之佳果。新妈妈产后体质虚弱，适当吃些新鲜的桂圆或龙眼肉干，既能补脾胃之气，又能补心血不足。

红枣中维生素C含量丰富，并含有大量的葡萄糖和蛋白质。中医认为，红枣是干果中最好的滋补品，具有补脾和胃、益气生津、

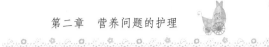

调整血脉、和解百毒的作用，尤其适合产后脾胃虚弱、气血不足的新妈妈食用。其味道香甜，吃法多种多样，既可口嚼生吃，也可熬粥蒸饭熟吃。

注意： 桂圆、红枣都是活血的食材，吃多了容易增加出血量。此外，这类食物糖分含量很高，吃多了如果不注意口腔卫生的话，极易出现蛀牙问题。建议产后2周或者待恶露干净后再吃，而且要适量食用。

 问题11：产后可以喝红糖水吗？

1. 红糖水的作用

我国大部分地区都有坐月子喝红糖水的习惯，似乎红糖是产后康复的第一大法宝。那么，喝红糖水到底好不好呢？

红糖是一种未经提纯的糖，所含的葡萄糖比白糖多得多，在红糖的所谓杂质中含有大量的铁、钙、锰、锌等微量元素和白糖中根本就没有的核黄素、胡萝卜素等，这些都是合成血红蛋白的基础原料，红糖所含的营养素有助于新妈妈恢复体力，可使产妇全身温暖。其利尿作用能帮助新妈妈减少产后尿潴留的发生，并能有效预防尿路感染。红糖还有促进恶露排出、生乳、止痛的功效。因此，产后喝红糖水对新妈妈是有一定好处的。

2. 喝红糖水的注意事项

那么，红糖水是不是喝得越早、喝得越多越好呢？下面我们就来聊聊喝红糖水的注意事项：

（1）红糖为粗加工品，杂质多，细菌多，应煮沸、沉渣、去杂质后再饮用。有条件的可一次多煮一些红糖水，过滤后冷藏，每次喝时倒 1 小杯，用开水冲服。

（2）红糖有活血化瘀的作用，以产后 10 天内食用为佳，这有利于血性恶露和浆液恶露的排出。在转为白色恶露后，就不宜再食用红糖了，至少应减少红糖的用量，以免延长恶露排出的时间。

（3）红糖性温，夏天宜少用，天冷可以适当多用。因为夏天用红糖会使产妇出汗更多而体内少盐。如果产妇在夏季喝红糖水过多，必定加速出汗，使身体更加虚弱，甚至中暑。产前经常吐酸水的新妈妈则应少用或不用红糖，以免增加胃酸而伤胃。

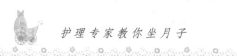 **问题 12：产妇吃糙米好吗？**

糙米对产妇而言是一种绿色健康佳品。那么糙米有哪些功效呢？且听笔者来叙一叙。

糙米富含蛋白质，产妇吃糙米可以补充蛋白质，提高身体免疫力，增强抵抗力，保持活力，补充精力，还有助于消除生产后的不良情绪，保持心态正常。

糙米富含氨基酸，产妇吃糙米可以补充氨基酸，促进蛋白质的构成，促进体内的新陈代谢，保护大脑和肝脏的健康，促进排毒排便。

糙米富含膳食纤维，每 100 g 糙米就含有 2.33 g 膳食纤维，产妇吃糙米可以补充膳食纤维，促进肠胃消化，增强肠胃功能，增进食欲，促进排毒排便，减轻身体水肿现象，促进身材的恢复，克制生产后身体的疼痛感。

糙米富含钾元素，产妇吃糙米可以补充钾元素，调节细胞内的渗透压，维持酸碱平衡。

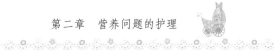

糙米富含磷，每100 g糙米就含有110 mg磷，产妇吃糙米可以补充磷，有助于保持牙齿和骨骼的健康，促进身体对营养物质的吸收。

糙米还富含维生素，产妇吃糙米可以补充维生素，补充精力，保持活力，消除疲劳感，还有助于保持皮肤的健康，避免皮肤干燥，保护良好的视力。

 问题13：产妇可以吃虾吗？

产妇身体虚弱，经常会感觉食欲不振。虾的肉质松软，味道鲜美，易消化，且具有极高的营养价值，是产妇增进食欲、滋补身体的佳品。产妇是可以吃虾的。那么，虾肉到底含有哪些营养元素呢？

虾含有丰富的钾元素，产妇吃虾可以补充钾元素，有助于保持体内的酸碱平衡。

虾中含有丰富的镁。镁对于心脏的活动具有重要的调节作用，能很好地保护心血管系统。它可减少血液中胆固醇的含量，防止动脉硬化，同时还能扩张冠状动脉，有助于预防高血压及心肌梗死。

虾还富含烟酸，产妇吃虾可以补充烟酸，有助于保持消化系统的功能正常，促进自身血液循环，还有助于产妇的皮肤健康。

产妇身体虚弱，不宜用力咀嚼食物，虾身软，易于产妇咀嚼食用，有利于保护产妇的牙齿健康。

注意：过敏体质或者吃虾后有过敏症状的产妇不宜食用虾。

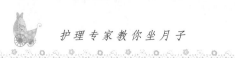

问题 14：最适宜产妇吃的蔬菜有哪些？

1. 莲藕

莲藕含有大量维生素和矿物质，有祛瘀生津的功效。多吃莲藕，有助于清除腹内积存的瘀血，增进食欲，帮助消化，并有助于促进乳汁的分泌。

2. 黄花菜

黄花菜含有蛋白质及矿物质磷、铁、维生素 A、维生素 C 等，尤其适合做汤羹，有助于消除产妇下腹疼痛、小便不利、面色苍白、睡眠不安等症状。

3. 黄豆芽

黄豆芽含有大量蛋白质、维生素 C、纤维素等，能够修复分娩时损伤的组织并预防便秘。

4. 莴笋

莴笋含有钙、磷、铁等多种营养成分，有助于长骨骼、坚固牙齿，尤其适合产后少尿和乳汁不畅的新妈妈食用。

问题 15：产妇月子里能吃水果吗？

产妇适量吃一些水果是非常好的，它不仅能提供各类维生素和矿物质，还能提高产妇的消化吸收能力，提升母乳的质量，宝宝也能得到更加均衡的营养。不过前提条件是新妈妈必须吃对水果。水果中的营养是比较全面的，月子期间，除了寒性水果（比如西瓜、梨子、柿子、椰子等）外，最好保证每天 2 ~ 3 个其他水果。

有的新妈妈会把水果煮沸或加热后再吃，这是错误的做法，因

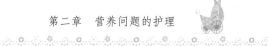

为加热会使水果中的维生素等大量流失。但新妈妈也不能吃太凉的水果，可以把刚从冰箱拿出来的水果放在室温下过一会儿再吃。如果是冬天，可以将水果置于温水中，稍事加温后再食用。

吃水果时要注意卫生，清洗或去皮后再吃，以免发生腹泻。

 问题16：哪些水果适合产妇吃？

1. 苹果

苹果含有丰富的苹果酸、鞣酸、维生素、果胶及矿物质，可预防和治疗维生素 C 缺乏病（坏血病）、癞皮病，使皮肤润滑、光泽。其果胶和细纤维能吸附并消除细菌和毒素，能健胃、生津、开胃和解暑，对治疗产妇腹泻效果尤佳。苹果还能降低血糖及胆固醇，有利于患妊娠高血压综合征、糖尿病及肝功能不良产妇的产后恢复。

2. 香蕉

香蕉最突出的特点就是润肠通便，产妇在坐月子期间通常缺乏运动，所以肠胃蠕动很差，经常有便秘问题，而香蕉可以很好地缓解这种情况。此外，香蕉的含铁量也很高，对于产后补血非常有益，而且这些铁质还能通过乳汁输送给婴儿，对于婴儿贫血有着不错的预防作用。

3. 橘子

橘子中有着非常丰富的维生素 C 和钙质，维生素 C 可以有效预防产后出血，钙质可以增加母乳中的钙含量，有助于宝宝骨骼和牙齿的发育。当乳腺管不通畅的时候，新妈妈会出现奶水减少、急性乳腺炎的情况，此时可以吃一些橘子，因为橘核及橘络（橘子上的白丝）是可以通乳的。

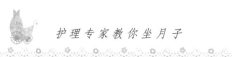
4. 山楂

新妈妈可以适量吃点山楂，因为山楂含有数量可观的矿物质和维生素，对新妈妈的身体非常有益。而且它有着不错的开胃功效，对于产后食欲不振有着很好的改善效果。此外，山楂还能活血散瘀，有助于产妇排出子宫中的瘀血。

 问题17：产后可以饮茶吗？

产妇不宜经常喝茶。多补充水分固然可增加乳汁分泌，但茶叶中所含的鞣酸会影响肠道对铁的吸收，容易引起产后贫血。而且，茶水中还含有咖啡因，产妇饮用茶水后不仅会影响睡眠，影响体力恢复，咖啡因还可通过乳汁进入宝宝的身体内，导致宝宝肠痉挛或突然无故啼哭。因此，产妇在哺乳期间应戒茶，或者以花茶、水果茶代之。

 问题18：哺乳期妈妈可以吃巧克力吗？

长期以来巧克力一直被视为快乐的食物，以爱与幸福的寓意、千变万化的造型、香甜醇滑的口感诱惑着人们，满足着人们的视觉、嗅觉和味觉。大部分孕产妇在围产期也都会储存一些巧克力以备不时之需。那么哺乳期妈妈适合吃巧克力吗？

产妇在产后需要给新生儿喂奶，如果过多食用巧克力，对婴儿的发育会产生不良的影响。因为巧克力所含的可可碱会通过母乳被婴儿吸收，并在婴儿体内蓄积，久而久之，可可碱可能会损伤宝宝的神经系统和心脏，并使宝宝肌肉松弛、排尿量增加，结果导致宝宝消化不良，睡眠不稳，哭闹不停。产妇如果整天嘴里嚼着巧克力，

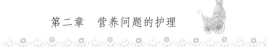

还会影响食欲，使身体发胖，造成必需营养素的缺乏，这样既影响产妇的身体健康，也直接影响吃奶婴儿的生长发育。

问题 19：月子里可以吃人参吗？

产后女性身体虚弱，而人参是大补的食物，那么人参真的是月子妈妈的滋补上品吗？

从中医角度看，分娩时的创伤与出血，加上产程中的力气消耗，会使产妇在生产后处于"多虚多瘀"的状态，此时最宜静心休养。参类含有人参甙，具有强心、兴奋作用，产妇吃后会导致神经太过兴奋、失眠、心神不宁。

此外，人参还可促进血液循环，这对产妇来说非常不利。产妇在分娩过程中，内外生殖器的血管多有损伤，盲目服用人参可能导致出血过多，流血不止，甚至大出血。因此，新妈妈不宜在产后立即服用人参来补身体。如果确实想要用人参进补，一定要把握好服用的时间，一般宜在产后 3 周以后，此时伤口已愈合，恶露已尽，适当食用人参有利于恢复体力，但一次不宜服食过多，食用次数也不应过频。

问题 20：产妇吃什么催奶？

不少新妈妈乳汁分泌不足，剖宫产的新妈妈奶水会更少。小编在这里推荐几个催奶效果比较好的汤水：

1. 取适量黑芝麻炒熟，然后磨成粉末，搭配猪蹄汤服用。

2. 猪蹄配上适量茭白和通草，一起炖汤或者煮熟吃。

3. 花生米搭配猪蹄或者大米一起煮着吃。

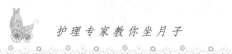
4. 鲶鱼和冬瓜皮同煮服用。

5. 红糖和红豆煮粥吃。

6. 鲤鱼汤,或者是用鲤鱼煮粥喝。

 问题 21: 月子里的饮食禁忌有哪些?

1. 忌立即大补

产妇在分娩过程中虽然耗气伤血,但只要没有出现产后大出血等情况,就无须特别进补。尤其当产妇恶露淋漓不尽时,大补会妨碍体内瘀血的排除,加重内热。

2. 忌生冷

产妇由于在生产过程中消耗大量体力,产后大多是虚寒体质。因此,中医主张以温补为主,忌生冷饮食。因为生冷饮食不仅伤脾胃,使胃肠道功能失调、腹泻的概率增加;而且还会阻碍产妇体内恶露的排出,导致阴道流血淋漓不尽。

3. 忌过量的咖啡因和酒精

咖啡因及酒精都会通过血液循环进入产妇的乳汁,宝宝通过吸吮母乳也会吸收到这些成分。长期大量摄入咖啡因等物质会让哺乳妈妈感觉烦躁,同时也可能让宝宝不安。

4. 忌高脂肪浓汤

高脂肪的食物会影响产妇的胃口,并且增加乳汁中的脂肪含量,宝宝长期摄入高脂肪奶水容易发生腹泻。

5. 忌辛辣刺激性的食物

油炸、辛辣、燥热等刺激性的食物容易导致便秘,长期便秘可能影响子宫的恢复。

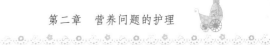

问题 22：某些食物会令宝宝产生过敏反应，在哺乳期哪些食物是应该避开的？

产妇食物的选择最好是天然环保的，而且要确保每天食用 5 份水果和蔬菜，尽量少吃加工食品。但即使宝妈们再小心谨慎，有些婴儿还是会对母亲的饮食比较敏感。假如宝宝的敏感是源于食物，则大多是由于不适应母乳中所含有的蛋白质。在这种情况下，可以尝试在食谱中去除蛋白质含量丰富的食品，而且要坚持至少 1 周。

新妈妈饮食中的乳制品也可能引发宝宝的过敏反应。其他一些可能引起宝宝过敏的食物还有鸡蛋、花生及其他坚果、小麦、大豆、玉米、西红柿、洋葱、大白菜、香料、猪肉、海鲜、柑橘类水果和饮料及巧克力等。

在此，小编要提醒各位新妈妈：宝宝的过敏原因很多，食物、气候、温度、衣物等都有可能成为其过敏源。因此，不可因宝宝偶然的一次过敏就随意限制自己的饮食，除非已确认诱因为具体的某一种食物。

产妇营养食谱

1. 产后催乳推荐食谱

（1）黄花菜炖老母鸡

配料：黄花菜（干品）30 g，老母鸡 1 只。

制作方法：老母鸡宰杀后去内脏，洗净；黄花菜洗净泡软，放入鸡腹，用细线扎口。将鸡放入煨煲的砂锅，加水淹过母鸡，大火煮沸，改用小火炖至鸡熟烂，加入调料即可。辅食或当菜，随意服食。

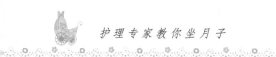

功效：补气养血。适合产后乳少，乳汁清稀，乳房柔软，无胀感，面色少华、神疲乏力的产妇。

（2）猪蹄金针汤

配料：鲜金针菜根150 g（或用干金针菜24 g），猪蹄1只。

制作方法：将鲜金针菜根洗净，再将猪蹄去毛洗净剁开；把二者放入锅中，加适量水上火煮至肉熟即成。食肉，喝汤。每日1次，连吃3～4日。

功效：补气养血。

2. 产后发热推荐食谱

（1）松子仁葱姜汤

配料：松子仁10 g，生姜30 g，葱白2茎，红糖50 g。

制作方法：将前三味水煎，去渣后冲入红糖服用。每天服2次，连服3天。

功效：熄风散寒。

（2）马蹄雪梨藕节饮

配料：雪梨1个，马蹄2个，鲜藕1节，白糖适量。

制作方法：梨去皮切块；马蹄去皮，一切两半；藕去皮切丝，三者一起放入榨汁机榨汁，将汁放入锅中，加水适量，放入白糖搅匀烧滚后，改用慢火煮3～5分钟即可。

功效：泻热解毒，生津止渴。

3. 产后恶露不净推荐食谱

（1）益母草糖蛋

配料：益母草30 g，鸡蛋2个，红糖50 g。

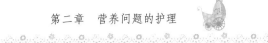

制作方法：将益母草装入纱布袋中，扎口，置于锅中，加清水适量，旺火煎煮20分钟，打入鸡蛋，加红糖，改文火再煨40分钟。喝汤，食蛋，每日1~2次。

功效：活血化瘀，益血补气。适用于气血方虚型及瘀血内阻型产后恶露不绝的新妈妈。

（2）瘦肉木耳汤

配料：猪肉片150 g，木耳30 g，酱油，姜丝，精盐适量。

制作方法：猪瘦肉切片放入大碗中，加入姜丝、酱油、精盐拌匀，腌渍入味后，加入撕碎的木耳和清水250 mL，盖好，隔水蒸至熟透，下精盐，淋麻油，分2次服食。

功效：适用于治疗新妈妈产后恶露不绝、高血压。

4. 产后血虚推荐食谱

（1）姜枣桂圆汤

配料：鲜姜汁1汤匙，枣、桂圆肉各250 g，蜂蜜250 mL。

制作方法：将枣与桂圆肉加水煮至7分熟，加入蜂蜜、姜汁，煮沸调匀即可佐餐食。

功效：补气益血，适用于产后贫血浮肿。

（2）枸杞乳鸽汤

配料：枸杞30 g，乳鸽1只，盐少许。

制作方法：将乳鸽去毛及肚内杂物，洗净，放入锅中加水与枸杞共炖，熟时下盐少量调味。食肉饮汤，每日2次。

功效：益气，补血，理虚。适用于产后体虚及气血虚、体倦力乏、表虚盗汗等症。

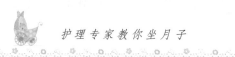 问题 23：素食主义妈妈该怎么吃？

素食可谓是时尚的又一代名词，我们熟知的很多名人都崇尚素食，部分孕妇、产妇在整个围产期也依然坚持素食。素食对健康当然不无裨益，但新妈妈们如果盲目素食，有可能带来蛋白质缺乏、钙缺乏、铁缺乏、B 族维生素缺乏等问题。在此，小编给出几个小贴士，希望能够帮助素食妈妈们安然度过产褥期。

1. 补充蛋白质

蛋白质是构成生物体的主要原料，产妇在哺乳期间必须摄取足够的蛋白质，以满足自身身体修复及婴儿生长发育的需要。一般而言，来自动物的蛋白质品质较高，而植物性蛋白质通常会有 1～2 种人体必需氨基酸含量不足，所以素食妈妈需要多摄入蛋奶制品，以获得足够的人体必需氨基酸。

此外，素食妈妈还要多亲近豆类制品，因为这类食品所含的蛋白质是植物蛋白中最好的一种，其中的氨基酸构成与牛奶相近，而胆固醇含量则比牛奶低，并含有不饱和脂肪酸，有利于增加血液中的游离氨基酸。

2. 补充维生素

B 族维生素，尤其是维生素 B_{12} 在奶、蛋、肉、鱼中含量较丰富，蔬菜类食物中仅有海藻类和紫菜含维生素 B_{12}。维生素 B_{12} 的主要功能为促进红细胞再生、维护神经系统健康，帮助脂肪、碳水化合物、蛋白质的吸收，新妈妈如果摄取不足，容易出现倦怠乏力、恶性贫血等问题。因此素食新妈妈应积极补充维生素 B_{12}，建议适当多吃蛋、牛奶、海藻类如紫菜等食物。

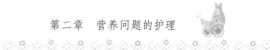

3. 补充铁质和钙质

很多准妈妈在怀孕期间为了供给胎儿营养，已经处于缺铁缺钙的状态了，加之分娩过程的损耗，体内的微量元素严重缺乏，甚至可能出现贫血、骨质疏松等问题。

一般来说，从植物性食物中所摄取的铁质比较不容易被人体吸收，这也就是素食新妈妈有时会铁质摄取略显不足的原因。素食新妈妈可以在医生的建议下适量补充铁剂。

缺钙的素食新妈妈要注意：豆类、海带、黑木耳、牛奶、芝麻酱含有丰富的钙，其中最易于被人体吸收的是牛奶。在食物补钙的同时，新妈妈还应该多晒太阳，以促进钙的吸收。

问题 24：“糖妈妈”该怎么吃？

自从执行新的妊娠糖尿病诊断标准后，中国总体妊娠期糖尿病的发病率上升至 10% 以上，大概每 10 个孕妇中就有 1 个“糖妈妈”。妊娠期糖尿病是在妊娠期诊断的糖耐量减低和糖尿病的总和。糖耐量减低的程度随妊娠进展而不同，多数孕妇在产后糖耐量能够恢复正常。但妊娠期糖尿病患者再次妊娠发生糖尿病的可能性很大，而且产后糖耐量恢复正常的妇女多年后诊断为 2 型糖尿病的概率也很高。因此，“糖妈妈”在生产后除了要坚持定期监测血糖外，持续的饮食调理同样任重而道远。

1. “糖妈妈”饮食原则

（1）少吃多餐

少吃多餐的好处是，既保证能量和营养的供给，又可避免餐后血糖高峰。

（2）合理配餐，不偏食，食物种类多样

根据食物交换表拓宽食谱，在总热量限定的前提下，应多选用血糖指数低、高膳食纤维含量的食物，以减少体内血糖浓度的波动。

（3）饮食宜清淡

饮食不宜过咸过油，食物烹饪时避免油炸、煎、熏等方法，多选用蒸、煮、炖等方式。

（4）科学安排主食与副食的比例

虽然主食是血糖的主要来源，应予以控制，但是副食中的蛋白质、脂肪进入体内照样有一部分会变成血糖，成为血糖的来源。蛋白质和脂肪在代谢中分别有58%和10%变成葡萄糖。此外，以淀粉为主要成分的蔬菜，如土豆、白薯、藕、山药、菱角、芋头、百合、荸荠、慈姑等也应算在主食的量中；除黄豆以外的豆类，如红小豆、绿豆、蚕豆、芸豆、豌豆，它们的主要成分也是淀粉，所以也要算作主食的量。

（5）限制饮食中胆固醇的含量

一般主张胆固醇的摄入量为每日低于300 mg。

2.“糖妈妈”不宜吃的食物

（1）精致糖类

如白砂糖、绵白糖、红糖、冰糖等。

（2）甜食类

如巧克力、甜饼干、甜面包、果酱、蜂蜜等。

（3）油脂类

如牛油、羊油、猪油、黄油、奶油、肥肉、花生、瓜子、核桃仁、松子仁等。

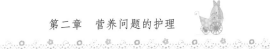

（4）高胆固醇类

动物内脏，如动物的心、肝、肾、脑等。

3. "糖妈妈"适宜吃的食物

（1）大豆及其制品

这类食品不仅富含蛋白质、无机盐、维生素，在豆油中还有较多的不饱和脂肪酸，既能降低血胆固醇，又能降低血甘油三酯，所含的谷固醇也有降脂作用。

（2）粗粮类

如莜麦面、荞麦面、热麦片、玉米面含多种微量元素及维生素B和食用纤维。

4. "糖妈妈"能不能吃水果？如何吃？

（1）因水果中含有较多的碳水化合物，并且主要是葡萄糖、蔗糖、淀粉，食后消化吸收的速度快，可迅速导致血糖升高，因此"糖妈妈"一般不宜多吃水果。但是由于水果中含有较多的果胶，果胶有延缓葡萄糖吸收的作用，故在病情稳定时可以适当吃一些水果。

（2）吃水果时要以含糖量低为选择原则。血糖控制较好的"糖妈妈"可以吃含糖量低的水果，如苹果、梨子、橘子、橙子、草莓等，但量不宜多，每次最好不要超过100 g。

（3）餐后马上吃水果或者每餐都要吃水果，对"糖妈妈"很不利。吃水果的时间应选在加餐期间，一般以上午9：00～9：30，下午15：00～16：00，晚上睡前21：00左右为宜。也可直接将水果作为加餐食用，既可预防低血糖，又可保证血糖不发生大的波动。平时，每吃100～125 g水果应减少主食25 g，这样做对调节血糖有好处。

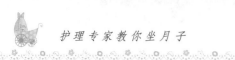

问题 25：便秘妈妈该怎么吃？

很多妈妈在产后饱受便秘之苦。产后卧床休息，缺少活动，胃肠蠕动缓慢；产后子宫收缩，直肠承受的压迫突然消失而使肠腔舒张、扩大；产后饮食精细，食物残渣少；产后疏忽调理大便或孕期便秘未能治愈等，都是引起产后便秘的原因。产后便秘可引起痔疮、肛裂等，导致便时或便后肛门剧烈疼痛和出血。如果新妈妈因恐惧便秘疼痛而不敢进食，将直接影响健康。那么，有哪些食材可以帮助预防便秘呢？

1. 番薯

适当多吃番薯可治便秘，使大便畅通易解。患慢性便秘的新妈妈食之尤宜。也可用鲜红薯叶 250 g 加油、盐炒菜吃，一次吃完，早晚空腹各吃 1 次，这道菜适合大便燥结的新妈妈。

2. 南瓜

南瓜性温，味甘，中医认为有补中益气的作用。现代医学研究发现，南瓜不仅是一种低糖低热量食品，而且所含丰富的纤维素有良好的通便作用。

3. 香蕉

香蕉能清热、润肠、解毒，适合热性便秘和习惯性肠燥便秘的新妈妈服食。便秘的新妈妈可以适当生食香蕉，每日 2 ~ 3 次，每次 2 根。

4. 苹果

据研究，苹果中含有多量的纤维素和果胶。经分析，每 100 g 苹果含粗纤维 15.3 ~ 20.6 g、果胶 15 ~ 18 g，这两种物质都具有良好的

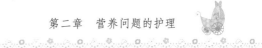

通便作用。纤维素不易消化，可在肠道中增加容量，刺激肠壁蠕动而通便。所以，有习惯性便秘的新妈妈常食颇宜。

5. 松子仁

适合慢性肠燥便秘的新妈妈食用，有滑肠功效。可用松子仁 30 g 每日早晚同粳米煮粥吃。

6. 胡桃

适宜大便燥结的新妈妈服食。用胡桃仁、黑芝麻各 500 g，炒后共捣烂研碎，早晚空腹用少许蜂蜜调服，既可补养身体，又可治习惯性便秘。也可单用胡桃肉 30～50 g 同粳米煮粥，早晚食用。

7. 萝卜

新鲜白萝卜 250 g，洗净后绞取萝卜汁，然后兑入少量蜂蜜，空腹时 1 次服下，每日 1 次，可利大小便。

8. 慈姑

含维生素 B_1、维生素 B_2 较多，能促进胃肠的蠕动，是新妈妈们预防和治疗便秘的理想食品。

（万慎娴）

第三章
感知问题的护理

 问题 1：什么是产后宫缩痛？

在产褥早期因宫缩引起的下腹部阵发性剧烈疼痛，称为产后宫缩痛。产后宫缩痛一般在产后 1 ~ 2 日出现，持续 2 ~ 3 日后自然消失，多见于经产妇。哺乳时反射性催产素分泌增多会使疼痛加重。产后宫缩痛的主要原因是子宫收缩。产后子宫要通过收缩才能逐渐恢复到正常大小。多胎产妇及经产妇的痛感更强烈，主要是因为子宫只有加强收缩才能恢复至正常大小。

问题 2：怎样应对产后宫缩痛？

产后宫缩痛属于产后生理性疼痛，大部分新妈妈能忍受，在产下宝宝后的前几天疼痛较为明显，之后会逐渐退去。那么产褥初期，产妇该如何缓解宫缩痛呢？

1. 改变睡眠姿势

新妈妈要避免长时间站立或久坐，多卧床休息，可以取侧卧位与平卧位交替的姿势，以缓解宫缩痛。

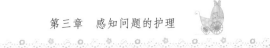

2. 按摩小腹

在分娩后的头几天，产妇及其家人可以用手掌顺时针按摩位于下腹部的子宫。适度的按摩可暂时放松子宫肌肉，缓解疼痛。

3. 热敷

用热水袋加热小腹，每次半小时。注意：水温不要太高，可在热水袋外加用保护袋，以免烫伤。

4. 服用止痛药

如果子宫收缩痛影响休息和睡眠，应告知医务人员，必要时可使用轻度镇静镇痛药。

注意：必须遵医嘱用药，切忌自行服药。

5. 中药针灸

针灸关元、三阴交、足三里等穴位可缓解产后子宫收缩痛。

6. 心理安抚

家属应与产妇多交流，也可播放轻音乐等转移其注意力。产妇可以采用按摩或深呼吸法消除紧张情绪，提高对疼痛的忍耐力。

 问题 3：什么是真性乳胀？

哺乳期妈妈往往会有这样的经历：当乳汁开始分泌时，乳房开始变热、变重，出现疼痛，有时甚至像石头一样硬；乳房表面看起来光滑、充盈，连乳晕也变得坚挺而疼痛。

这种情况就是真性乳胀。

问题 4：什么是假性乳胀？

在乳汁分泌初期，乳房开始变热、变重，出现疼痛，有胀痛感，但乳房乳晕质地软。这种情况就是假性乳胀。

 问题 5：出现乳房胀痛该怎么办？

1. 让宝宝尽早吸乳

生产后要尽早让宝宝与新妈妈亲密接触，并让宝宝在出生后半小时内就开始吸吮母乳，这样不仅能让宝宝得到含有丰富营养和免疫球蛋白的初乳，刺激母乳分泌，而且由于宝宝的吸吮能力很强，小嘴巴特别有力，因此可以通过吃奶这种方式来疏通妈妈的乳腺管，使乳汁排得更加顺畅。

2. 吸奶器是个好帮手

如果宝宝因为某些原因无法用吸吮乳汁来帮助妈妈，那就应当选择吸奶器来帮忙。在挑选吸奶器的时候要注意其吸力必须适度，使用时乳头不应有疼痛感。建议选择有调节吸奶强度功能的自动吸奶器，以根据实际情况及时调整吸奶器的压力和速度。

3. 按摩疗法

双手洗净后握住整个乳房，均匀用力，轻轻地从乳房四周向乳头的方向按摩、挤压，这样做能帮助疏通乳腺管，促使皮肤水肿减轻、消失。在按摩过程中，如果发现乳房的某一部位胀痛特别明显，可在该处稍稍用力挤压，排出淤积的乳汁，以防此处乳腺管堵塞，导致乳腺炎。

4. 宽大乳罩支托法

对于肿胀、下垂的乳房，可以使用柔软的棉布制成宽大的乳罩来加以支托，这样不仅能改善乳房的血液循环、促进淋巴液回流，还有助于保持乳腺管的通畅，从而减少乳汁的淤积，减轻乳房的胀

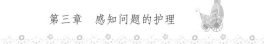

痛感。

注意：新妈妈不能戴过紧的乳罩，因为这样的乳罩可能会抑制乳汁分泌。

5. 饮食疗法

新妈妈饮食宜清淡，忌油腻，最好不要饮用过多的催奶汤水，进食高蛋白、高脂、高糖类食物也必须适量，以免乳汁分泌过于旺盛、浓稠，在乳腺内结块而不易排出。

6. 包心菜疗法

用包心菜外敷乳房是民间常用的方法。将包心菜洗净，完整剥下每片菜叶后，沿腋下、胸大肌将整个乳房用菜叶全部覆盖，再用乳罩略微加压，使菜叶与肌肤充分接触，持续24小时后取下。这种方法能有效减轻乳胀，解除新妈妈因养护不当遭遇乳腺炎的困扰。

7. 中药疗法

取芒硝120 g，分别装入两个纱布袋内，外敷于双乳处并予以包扎，能明显缓解乳胀和疼痛。这种方法对于治疗乳房红肿疼痛功效尤为显著。

8. 冷敷、热敷双管齐下

在挤出部分乳汁后，用柔软的毛巾蘸冷水外敷于乳房上，或使用冷水袋冷敷，均可起到减轻乳房充血、缓解胀痛的作用。在哺乳前用湿热的毛巾热敷乳房几分钟，随后配合轻柔的按摩和拍打动作，也可使乳房和乳晕软化、减轻胀奶感。

注意：哺乳时应先喂感觉胀奶明显的那侧乳房。

 问题6：怎样减轻会阴部伤口疼痛？

避免接触损伤的地方。

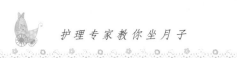
至少每 4 个小时换一次卫生巾。记得换之前和换之后都要洗手，并确保卫生巾垫得合适牢靠，免得卫生巾动来动去引起更多刺激。

小便后用温水冲洗会阴部，并用干净的毛巾轻轻蘸干，不要用手纸擦。每次要从前往后拍干，以防把肛门的细菌带到阴道。

小便时用温水冲洗会阴。水可以冲淡尿液，这样就不会有刺痛感。

产后尽早开始做骨盆底肌肉练习。这样做能促进会阴部的血液循环，帮助恢复，并且还有助于骨盆底恢复弹性和控制力。

试着不戴卫生巾躺在床上，把吸水的床上隔垫（在一些药店可买到）或一些旧毛巾铺在身体下面，让会阴"自然风干"。

多淋浴也可以缓解疼痛。但洗澡时间不宜太久，因为这会使会阴部位湿漉漉的，从而延缓恢复的时间。

不要长时间站着或坐着。

给宝宝喂奶时要坐得舒舒服服的，也可以选择侧躺着喂奶。

在产后头几天可以尝试服用推荐剂量的对乙酰氨基酚（也叫扑热息痛）来止痛。

如果疼痛没有减轻，或是发烧了，一定要及时去医院就诊。医生首先会检查伤口，看是否有愈合不良，或者也会同时予以理疗，以帮助伤口愈合并减轻疼痛。发烧也许是感染的信号，特别是有缝线或刀口时往往可能出现这种情况，但是注意个人卫生有助于降低这种风险。

放松身心，毕竟痊愈需要时间。每个新妈妈恢复的方式和时间长短都不同，要把注意力集中在痊愈和恢复照料宝宝所需的体力上。

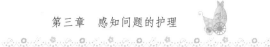

问题7：怎样减轻剖宫产术后伤口疼痛？

剖宫产手术后伤口要勤换药，要保持伤口及其周围的干燥和清洁，及时除去汗液，以减少由于汗液刺激带来的疼痛。出院后要保护好伤口，不要过早私自撕脱伤疤，那样做很容易导致伤口疼痛。

剖宫产术后要适当保持营养均衡。多吃蔬菜和水果、瘦肉、豆制品等富含维生素和矿物质的食物。

如果刀口出现痒痛，可以在医生的指导下使用一些药物减轻疼痛或者瘙痒。拆线之后要避免过度使用腹压，避免身体的过度伸展。

剖宫产后42天，新妈妈一定要前往医院进行复诊。在剖宫产后，女性要注意自己伤口的变化，如果出现剧痛、渗液、流脓等情况，一定要及时前往医院进行检查。

剖宫产术后不要过度操劳和做剧烈运动，适当的散步和家务就可以了。

问题8："一孕傻三年"的说法科学吗？

"孕傻"的症状主要是孕妈健忘，注意力难以集中，思维能力放慢，甚至头晕等。但是请注意，这并不是说女性肚子里有了宝宝就真的会变"傻"，这种"傻"是由于妊娠前3个月准妈妈体内的荷尔蒙发生了变化。此时激素黄体酮稳步上升，甲状腺水平开始下降——所以说，是生理上的变化导致了孕妈健忘、思考能力下降等症状，并不是脑子出现了问题，而且并不是每个新妈妈都会出现这样的症状。当类似症状发生的时候，其影响也会由于各人体质和性格的不同而不同。甚至，同一名女性两次怀孕都会有不同的症状表现。

那么，有的孕妈就要问：会不会以后一直有这样的症状伴随？不要担心，"孕傻"的症状不会持续太久，根据每位孕妈的自身恢复状况，随着宝宝的出生，以及产后月经周期的恢复，一切都会回归正常，"孕傻"症状也会逐渐消失。不过，孕妈一定要留心自己的症状和变化，如果症状未减轻，甚至更严重，比如神经系统紊乱、昏厥、身体受到损害或者说话变得含糊，应该尽快就医，因为它们可能是一些更为严重的病症的征兆。

出现"孕傻"的妈妈可在医生的建议下补充 DHA 以缓解记忆力减退、思维能力下降等症状。

问题 9：怎样减轻产妇的疲惫感？

1. 外出散步

晚上要常常起床照顾宝宝的新妈妈，应该把白天的事情安排好、调剂开，给自己留出足够的外出散步的时间。最好是在下午，把宝宝放进小车里，然后推着小车到附近的绿地、公园或广场散散步，这样做对新妈妈松弛紧张的神经大有帮助。宝宝不会再专门与你哭闹，他有太多的事情要做：看飘舞的树枝，看小哥哥手中的玩具，回答老奶奶的问候，向空中蹬几脚，抓别的妈妈递过来的饼干，听外边人的声响。因为外边的世界很精彩，他会感到很新鲜。用不了多久，他就会在摇晃的小车中美美地睡着了。趁此机会，新妈妈也可以在路边的椅子上休息一会儿。

2. 热薄荷茶

薄荷茶能提神，在睡眠不足又要打起精神做事的情况下喝一杯，

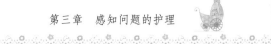

最是有益。新妈妈经常容易感觉疲惫，除了缺少睡眠的原因外，还可能与坐月子期间吃很多催奶食物有关。薄荷茶可以缓解吃太多油腻食物引起的肠胃消化不良，如果想在寒冷的夜里也有精神爬起来给宝宝喂奶，在下午时分来一杯热薄荷茶，可以让自己心旷神怡，集中注意力。在经过一天的辛苦工作后，一杯热薄荷茶可以让新妈妈忘却疲劳、恢复活力。

3. 深度睡眠

人的睡眠分为深度睡眠和非深度睡眠。如何容易进入深度睡眠呢？答案是，做一些慢跑之类的轻微运动。研究发现，临睡前做一些如慢跑之类的有氧运动，可以促进体温升高。慢跑至身体微微出汗时（一般来讲以 20～30 分钟为宜）即可停止，这时体温开始下降。当 30～40 分钟后睡觉时，新妈妈将很容易进入深度睡眠，从而提高睡眠质量。

阳光也有助于深度睡眠。睡眠质量差的一个重要原因就是缺乏光照。如果我们大部分时间都待在封闭的房间里，接受的光照就可能不足。每天保证一到两小时的阳光照射，人体才能正常睡眠。

（王　伟，万慎娴）

第四章
睡眠与运动问题的护理

 问题1：产后睡眠不足的原因有哪些？

产后新妈妈的睡眠质量在一定程度上会比之前要差一些，表现为产后失眠、多梦、睡眠浅等。主要原因有以下几个方面：

1. 外在环境因素的影响

产房或者医院过道的嘈杂声，床铺、枕头的不适应，太多的亲友来探望等，都会影响新妈妈的休息与睡眠。

2. 自身身体原因

在最初的几天，剖宫产术后腹部伤口的疼痛、顺产会阴侧切的疼痛或是乳房的胀痛，都会使新妈妈的睡眠大受影响。

3. 宝宝的哭闹和哺乳

刚出世的宝宝不会用语言表达自己的需求，饿了会哭，尿了会哭，不舒服了也会哭。新妈妈没有经验，每天疲于应付。虽然在月子期间家里人也能帮上忙，如换换尿布、抱一抱，可有一件事情是其他人绝对代替不了新妈妈的，那就是喂奶。对新妈妈来说，一天中有很多时间都是在喂奶，也影响了睡眠。

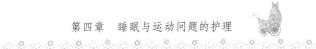

4. 角色转换难以适应

宝宝刚出世，新妈妈由于体内荷尔蒙分泌的变化，会变得异常敏感，会担心自己照顾不好宝宝，担心自己尚未恢复的身材……种种不适应的感觉严重影响月子里的睡眠。

 ## 问题2：产后睡眠不足有哪些危害？

1. 产后睡眠不足影响身体的恢复

新妈妈若是晚上睡眠不足或者睡眠不佳，不仅会影响身体还有伤口的恢复，而且还会延长恢复的时间。

2. 产后睡眠不足会导致记忆力下降

大脑是需要休息的，产后睡眠不足会影响大脑的休息，同时也会导致记忆力和注意力下降。

3. 产后睡眠不足易发胖

经研究证实，睡眠不足可使人体激素发生变化，进而促进食欲增加。研究发现，在宝宝半岁时，如果新妈妈每日睡眠时间少于5小时，待孩子满1周岁时，其体重要比那些每日睡足7小时的妈妈多5 kg。为了身心健康，新妈妈应确保睡眠充足。除了坚持锻炼、健康饮食外，每天最好多睡2小时。

4. 产后睡眠不好易导致抑郁

长期的睡眠质量差不但会影响新妈妈的身体健康，还会影响新妈妈的情绪，不良情绪很容易被放大，从而使新妈妈经常表现出烦闷乃至抑郁的状态。

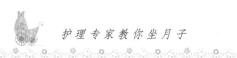

问题3：产后睡眠不好怎么改善？

1. 学会休息

照顾宝宝本来就很累，因此新妈妈要尽可能找时间放松休息。不建议看电视或者电脑，因为这种光线刺激往往会使入睡更加困难。此外，不用每次有客人来探视都亲自接待，以免过多消耗精力。

2. 跟随宝宝的休息规律

一般情况下，婴儿每天大概要睡15个小时，而成人只需要睡8小时。所以，当宝宝睡觉的时候，如果新妈妈感觉疲劳，也应该躺下来休息。不要小看这些短短的休息时间，它也能帮助新妈妈恢复体力。

3. 寻求别人帮忙

想要补充睡眠，最好的方法就是让家人或者保姆跟新妈妈轮流值夜班。可以让宝爸负责换尿布或照看宝宝，新妈妈可以趁这个时候争取更多的睡眠。

4. 适度锻炼

适度的运动不仅有助于睡眠，还有助于提高睡眠质量。最佳的锻炼时间是睡前3小时左右，这时候锻炼既不会使人太过兴奋，又有助于安然入睡。另外，应保证每天有半小时以上的运动时间，这样才会有效果。

问题4：产后睡觉老出汗正常吗？

在产后的头一个星期，产妇基本上都会出很多汗，尤其在睡觉时，常常会把衣服、被子都浸湿，医学上将这种生理现象称为褥汗，

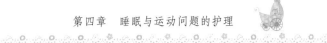

7 天左右后会自然停止。

随着孕妇孕龄的增加，雌激素水平会逐步增加，而雌激素能促使体内水、钠潴留。分娩后激素水平很快下降，潴留的水、钠会通过肾脏排出，因此产后最初几天排尿也较多。大量的水、钠仅从肾脏排泄还不够，加之此时皮肤毛孔开放，排泄功能也特别旺盛，就表现为出汗增多。所以说，产后出汗增多是新妈妈机体自我调节过程中的正常现象。

 ## 问题 5：产后睡姿有讲究吗？

不管是剖宫产还是顺产，产后睡姿很重要，最好不要维持仰卧姿势不变，建议仰卧和侧卧姿势轮换着进行。

月子期间，新妈妈如果一直仰睡，生产后重量超过 1 kg 的子宫在重力的作用下就会后移，而支撑子宫的韧带柔软无力，张力不够，很难把子宫拉回原位。随着时间的推移，子宫后移的位置不变。子宫后位看似无碍，其实危害很大。轻度一般没有症状，严重时则会造成盆腔出血、腰酸背痛等。

 ## 问题 6：怎样选择产后坐月子的居家环境？

室内的环境、空气、居住等因素，都会影响新妈妈的身心健康。因此，产妇的卧室应选择空气流通、阳光充足的房间。室内要保持清洁，用具要摆放整齐，把卧室布置得温馨、舒适、适合静心休养。

1. 温度不能过高，要经常通风换气

一定要杜绝门窗紧闭的现象，经常开窗通风，保持室内空气清新。天气寒冷时，为了防止新妈妈着凉，可以不采用对流的形式，

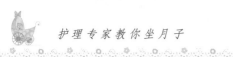

在房间换气的时候，让新妈妈待在另外一个房间里，或者趁她出外晒太阳的时候，把各个房间的窗户都打开。

2. 调整好房间湿度

当空气中湿度过大时，可以使用空调的排湿功能。室内湿度保持在55%左右最合适。

3. 忌"捂"

产妇分娩后身体虚弱，容易虚脱甚至发生中暑，所以天气炎热的时候千万不能"捂"。室内温度应保持在25 ℃左右，以新妈妈感觉舒适为宜。必要的时候可以开空调，或者使用风扇、手摇扇，但一定要避免直接吹到新妈妈。空调的过滤网一定要经常冲洗，防止细菌滋生。

 问题7：产妇一天要睡多久为好？

身体需要营养和休息才能恢复，产妇只有睡眠充足才有利于恢复，也才有利于乳汁的分泌。产妇一般一天睡10到12个小时比较好。小宝宝可以交给家人帮忙照顾，自己好好休息。

当然，具体时间长短也是因人而异，可以根据自己的情况来调整。晚上因为哺乳会影响睡眠，所以白天在孩子睡觉时新妈妈也最好睡一下。

 问题8：产妇能睡软床吗？

医学研究表明，女性从怀孕到分娩后3至5个月，会分泌一种叫松弛素的激素，这种激素有松弛生殖器官各种韧带与关节的作用，有利于韧带松弛并顺利分娩，但同时也会影响产后骨盆的完整性、

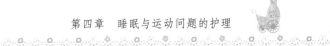

稳固性，使整个骨盆趋于"松软"。产妇睡在软床上，左右活动都有阻力，翻身坐起也不会很利索，如果想急速起床或翻身，就必须格外用力，这样容易发生耻骨分离，导致骨盆损伤。所以，刚分娩的新妈妈最好睡一段时间的硬床。

问题9：产妇能睡多高的枕头？

产妇可以按照平时个人的习惯选择适合自己的枕头高度，避免过高，以免发生颈椎肌肉关节劳损。

问题10：产后长时间卧床有什么危害？

合理安排产后休息和活动，对促进新妈妈身体的康复有着十分重要的意义。但是，坐月子休息并不意味着要整天躺在床上，那样不但不利于恶露的排出，还会导致肠蠕动减弱，容易发生产后便秘，甚至还会影响生殖系统的复原，不利于产后恢复。而久卧在床最极端的后果就是导致深静脉血栓形成，如果突然起身时栓子脱落引起肺栓塞，可能直接导致产妇猝死。

问题11：新妈妈在坐月子期间可以外出吗？

传统观点认为，坐月子期间最好不要外出，以免落下病。现在生活和医疗条件好了，产妇们营养也跟得上，产后恢复快，足不出户的观念应该有所改变。从医学的角度来看，只要保证充分的睡眠和休息时间，营养调理得当，适当的户外活动可能更有利于新妈妈身体的康复。

坐月子期间外出还要根据新妈妈的身体情况和当时的天气状况

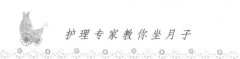
决定，如果身体状况恢复良好，天气暖和，温度合适，出门走动对身体并没有坏处。但一定要避免在大风天或冷天出门，因为新妈妈本身身体就比较虚弱，容易出汗，风吹更容易导致受凉。

新妈妈出门活动的时候，要避免做过于激烈的运动，以免伤口裂开，影响身体的恢复。

另外，新妈妈免疫力弱，一些人流密集的公共场所还是不适合多去。

 问题12：新妈妈产后多久能运动？

新妈妈产后的运动时间要视具体情况而定。

1. 自然分娩的新妈妈

在产后2到3天就可以下床走动，3到5天后可做一些收缩骨盆的运动；产后两个星期后，可以做柔软体操或伸展运动。

2. 剖宫产的新妈妈

视伤口愈合情况而定。一般情况下，月子过后可开始做伸展运动，而产后6~8周后才可以做锻炼腹肌的运动。

当然，如果新妈妈觉得自己的身体暂时还承担不了产后运动，就不要冒险，尽量按照医嘱来进行。如果自己本来就是个爱运动的人，身体素质比较好，则可以根据自己生产后的实际情况来决定。

 问题13：产后运动有什么好处？

新妈妈身体虚弱，气血不足，各种器官要回复原位，子宫要排除恶露，因此，产后需要适当的运动。

产后早期活动可以促进宫内积血排出，减少感染的发生。

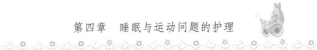

可以促进骨盆血液循环、加速子宫复原，并能避免子宫后屈。

可以加强骨盆底部肌肉收缩，增强阴道口及尿道口周围的肌肉弹性，利于排便。

进行提肛运动可以预防尿失禁，还能有效改善产后阴道松弛。

加强腹部及腰部肌肉收缩，有助于减轻腰酸背痛症状，消除松弛的腹部和臀部赘肉。

早下地活动，可促进肠蠕动，早排气，防止肠粘连（这对剖宫产的新妈妈是很重要的），有利于体力恢复，增加食欲，促进营养的吸收及乳汁分泌。

另外，产后血流缓慢容易发生血栓，多活动可以促进血液循环和组织代谢，防止血栓的形成。

 问题 14：哪些运动适合产妇？

一般产后半年内，产妇身体尚在康复阶段，温和有氧的运动比较适宜。产后 6 个月后，新妈妈就可以选择较为剧烈的运动了。这里重点推荐几种康复阶段的运动。

1. 散步

对于产后虚弱的妈妈来说，散步强度小，实现起来容易，是最简单、最有效的锻炼方式。不过要注意：散步也需要循序渐进，要有计划。刚刚开始散步时最好一次散步 5 到 10 分钟，以后慢慢增加到每次散步 30 分钟左右。最好每次增加的时间不要超过 5 分钟，一次一次地逐渐增加。建议以自己习惯的频率不断增加散步的时长。

2. 深呼吸

对于刚刚生产的新妈妈来说，深呼吸有助于促进阴道恢复和预

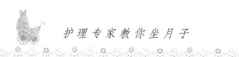
防子宫脱垂。新妈妈可以仰卧或侧卧着在床上慢慢吸气，有意识地紧缩阴道周围及肛门口肌肉，闭气保持 1 到 3 秒再慢慢放松呼吸，如是重复 5 次。

3. 产后瑜伽

瑜伽是一种有益身心的运动，产后妈妈学习产后瑜伽操，不仅有助于身体的康复，也能让体形变得修长漂亮。产后瑜伽有专门针对不同部位的运动，对新妈妈来讲实在是一大福音。不过，本来没练习过瑜伽的新妈妈要注意，产后瑜伽并不等同于瑜伽，要在自己能够完成的情况下做，最好咨询瑜伽老师或者有经验的人。

 问题 15：产后运动的注意事项有哪些？

运动前应排空膀胱。

不要在饭前或饭后 1 小时内做运动。

运动后出汗，要及时补充水分。

每天早晚各运动 15 分钟，次数由少渐多，不要太勉强或过于劳累。

如果恶露增多或疼痛增加，一定要暂停运动，等恢复正常后再开始。

在哺乳期间，新妈妈的关节可能会变得松弛，直到新妈妈恢复正常的生理功能为止，应避免会给关节增加压力的锻炼方式，比如强度很大的健身运动、举重训练，或者跑、跳、打网球等。

 问题 16：产后怎样瘦肚子？

分娩后，由于怀孕期营养较丰富，不少新妈妈体形臃肿，尤其

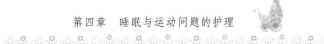

是肚子上的一圈圈赘肉最难去掉，很多新妈妈为此苦恼不已。那么产后如何瘦肚子呢？下面就来说说产后瘦肚子的减肥方法。

1. 大口喝水

水可以通过调节消化功能，控制饥饿和水合作用来快速消除胀气。此外，它还会给身体额外奖励。大量的水分子会让新妈妈的肌肤焕发水漾光彩，并且帮助阻止黄褐斑，减少年龄留下的印记。新妈妈可根据自己的运动量，每天饮用 1.5 ~ 3 L 水，还可以在其中添加柠檬、酸橙或者黄瓜片来增加口感。

2. 选对食物

黄瓜、芦笋、西瓜及柑橘类水果是天然的利尿食品。如果新妈妈想要保持住体内的水分，这些食物都是不错的选择。

另外，也可以摄入一些饱含健康脂肪的食物，如鲑鱼、牛油果、橄榄油等，它们可以帮助新妈妈减少炎症的发生，让小腹保持平坦。

3. 腹式呼吸

腹式呼吸不仅能刺激肠胃蠕动，促进体内宿便的排出，更能加速腹部脂肪燃烧。建议每天晚上抽时间做 10 分钟腹式呼吸。

腹式呼吸

用鼻子慢又沉地吸气，感觉腹部缓缓隆起时，屏住呼吸几秒钟，然后再慢慢从口呼气，直至感觉腹部下陷。

注意：每分钟腹式呼吸 5 ~ 6 次即可。呼吸时要把注意力集中在腹部的起伏上，每天做，坚持一个月就能够看到效果。

4. 床上转体操

平躺在床上，双手交叉放在胸前，背部紧贴床上，双腿微屈，

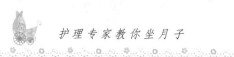
头与上身向左侧转动，同时双腿向右转动，停顿数秒后，头与上身转向右侧，双腿则向左转动。

重复这套动作 1 ~ 2 分钟，你会感觉到腹部微微发热发汗。坚持进行一周，瘦腰效果很快就能看见。

5. 俯睡瘦小腹

如果晚上吃得太多，仰睡会让多余的脂肪囤积在小腹周围，形成水桶腰与突小腹，因为仰睡对小腹的压力几乎为零。简单地更换睡姿就能帮助与促进消化及循环系统的代谢，消耗更多的热量。采取俯卧睡姿能够消耗更多的腰腹部脂肪，迅速平坦小腹。

注意：俯卧睡姿会对脊椎造成压力，甚至造成呼吸困难，所以还是要视自己的身体状况予以调整。

 问题 17：产后多久可以减肥？

女性在生产后身体处于最虚弱的状态，需要充分恢复，同时在月子期间还要频繁母乳喂养和辛苦照顾宝宝，从而消耗很大的能量，因此在坐月子期间千万不要以任何形式试图减肥恢复体型，那样会严重伤害身体。坐月子结束后也不要立刻开始减肥，因为短短一个月的休养并不能使身体完全恢复到产前的状况，恢复体力和健康才是最最重要的。产后大约 6 周后才可以根据自身的情况来酌情考虑减肥计划。在身体完全恢复且不需要进行母乳喂养的前提下，可以通过适当运动和适当控制食量的方式减轻体重。

实际上，产后减肥的最好方式是母乳喂养。母乳喂养会消耗一定热量，可以说是最健康且有利于母子的减肥方式。

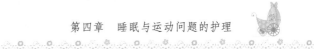

 问题 18：哪些运动适合新妈妈恢复体型？

1. 散步

散步是最简单、最有效的锻炼方式，可以在任何时间、任何地点进行。散步 1 小时可以帮助消耗大约 2093 J 的热量。我们知道，消耗 14653 J 的热量就可以帮助减掉将近 0.5 kg 的体重，因此我们可以预期，散步 7 个小时左右就可以减掉将近 0.5 kg 的体重。

散步也需要循序渐进，要有计划。刚开始时每次散步时长宜在 5 到 10 分钟，以后慢慢增加到每次散步 30 分钟左右。每次增加的时长不宜超过 5 分钟，一次一次地逐步增加为好。

2. 仰卧起坐

想拥有平坦紧实的腹部，仰卧起坐是比较好的锻炼方式。

仰卧起坐

仰卧于地面或者体操垫上，两腿屈膝稍分开，大小腿成直角，两手交叉抱于脑后，另一人压住受试者双脚。要求起坐时双肘触及两膝，仰卧时两肩胛必须触垫。

如果想让仰卧起坐发挥更好的效果，可以尝试做如下改变——每分钟仅做 10 次仰卧起坐，在上身与地面呈 45 度角的时候保持 5 秒钟，这样做的效果比起 1 分钟做 60 次的要好很多。

---

3. 爬楼梯

爬楼梯是一种很普遍的运动方式，塑身作用非常明显：上楼梯所消耗的热量要比散步多 4 倍，比晨跑锻炼还多 80%。

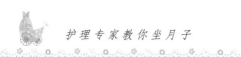

爬楼梯时身体必须略前倾，加上手的摆动、跨步，能够增强下肢肌肉和韧带的力量，保持下肢关节的灵活性，且能增强内脏功能。

在爬楼梯的过程中要注意强度，要根据自己的身体情况确定运动量，并经常进行适当的调整。

4. 游泳

游泳是一种全身性运动，不但可以塑形，还可提高心肺功能，锻炼全身几乎所有的肌肉。另外，游泳时，因为水的密度（换句话说就是阻力）和传热性能比空气大（水的热传导系数比空气大 26 倍，就是说在温度相同的情况下，人体在水里散失热量比在空气里快 20 多倍，可以有效地消耗热量），身体在水中运动消耗的热量比陆地上多，经常进行游泳运动，可以逐渐去掉体内过多的脂肪。

问题 19：产后女性为什么要锻炼盆底肌？

在女性的盆骨和下肢之间，只有盆底肌等支持结构。盆底肌像弹簧床一样，承托和支持着膀胱、子宫、直肠等盆腔脏器，并有多项生理功能，包括控制排尿排便、维持阴道紧缩度等。怀孕时，在孕激素的作用下，盆底会变得松弛，随着胎儿的慢慢长大，胎位下移，盆底也会受到越来越多的挤压。分娩后，随着胎儿的娩出，部分韧带松裂，"弹簧床"弹性变差，无法将器官固定在正常位置，往往会出现功能障碍，如大小便失禁、脏器脱垂等。所以，顺产和剖宫产的女性产后都需要进行盆底功能锻炼。

问题 20：产后怎样进行骨盆运动？

从实际情况出发，分娩后的一年是进行盆底肌功能恢复的最佳

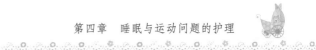

时期。产妇从分娩后的第 42 天开始就可以进行训练，而进行盆底肌功能恢复的主要意义在于防尿失禁。目前进行盆底肌功能恢复的方法主要有两种。

1. 自我调整的康复训练

即自我有意识地进行盆底肌肉训练，也就是我们常说的盆底操——缩肛运动。

缩肛运动

全身放松，在吸气时收缩肛门肌肉，保持这种状态约 5 秒钟，慢慢呼气，同时逐渐放松肛周肌肉，如此反复，每天 3～5 次，每次 10 分钟即可。

2. 系统的盆底康复训练

即到医院在医生的帮助下进行系统的盆底康复训练。其中主要包括主动收缩训练和被动收缩训练。

（1）主动收缩训练。指通过放置进阴道的肌电探头辅助病人进行监控，自主进行肌肉收缩练习。

（2）被动收缩训练。通常是指利用低频电刺激，使盆底肌肉进行有节律的收缩和放松，从而使相关部位得到被动锻炼。

问题 21：怎样做产后康复操？

健康的产妇，产后 6～8 小时即可坐起用餐，24 小时后可下床活动。有感染或难产的产妇，可推迟 2～3 天再下床活动。下床后可以开始做产后保健操。

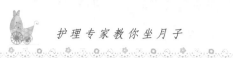

呼吸运动

仰卧位，两臂伸直放在体侧，深吸气使腹壁下陷内脏牵引向上，然后呼气，目的是运动腹部活动内脏。

举腿运动

仰卧位，两臂伸直平放于体侧，左右腿轮流举高与身体成一直角，目的是加强腹直肌和大腿肌肉力量。

挺腹运动

仰卧位，双膝屈起，双足平放在床上，抬高臀部，使身体重量由肩及双足支持，目的是加强腰臀部肌肉力量。

另外，产后康复操还有仰卧起坐、胸膝运动等。

（沈　谦，洪　霞）

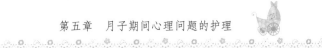

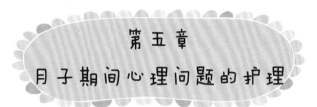

第五章
月子期间心理问题的护理

问题1：分娩期的心理变化是怎样的？

妊娠期对每一位孕妇来说都是一段艰难的历程，临近分娩期的她更渴望新生命的降生，与此同时也往往会焦虑、紧张，有种种顾虑。

产妇的心理特征大致分为三种类型：紧张、恐惧不安型；忧虑型；悲观型。要根据不同情况有针对性地进行心理护理。

1. 紧张、恐惧不安型

这类产妇多为年轻初产妇，有些没有做过产前检查，对生育知识缺乏了解。这类产妇预感分娩将是很痛苦的过程，可能会发生难产而需要手术，同时担心手术的安全性及效果，特别对胎儿的安全性考虑更多，一旦有产兆就会惊慌失措到医院待产。加上对医院环境、人员、制度的陌生及分娩时的阵痛，产妇的心理由不安发展到恐惧，乃至不能自我控制。因此，对紧张、恐惧不安的孕产妇，入院时，医护人员应热情耐心地接待，认真做好检查，用科学的方法给她们讲解有关分娩的知识，耐心细致地告知她们产时的要点，使其对分娩过程有所了解，对宫缩的疼痛有心理准备，从而努力克服

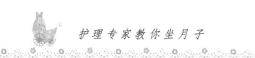
生理上的暂时痛苦。同时，护理人员应尽可能多陪伴产妇，增加她们的自信心、安全感及对医护人员的信任，消除孤独、紧张、恐惧的心理，使她们积极与医护人员配合，顺利完成分娩。

2. 忧虑型

这类产妇多有重男轻女思想，唯恐新生儿性别不合意，担心遭到丈夫或公婆、旁人的冷待。对于忧虑型产妇，医护人员应做好疏导和安慰，转变她们的不良心态，同时耐心地向其家属宣传社会公德，消除重男轻女、传宗接代的旧思想，使产妇得到心灵上的安慰；同时还应向产妇讲解卫生科学知识，并做好母乳喂养知识的宣教工作，使其以愉快的心情与医护人员配合，顺利完成分娩。

3. 悲观型

这类产妇往往有怀孕多胎未成活的经历，由于早产、多胎未成活的失败阴影一直印在脑海里，所以特别敏感。她们担心婴儿发生意外，对分娩失去信心，不信任医护人员，缺乏安全感。针对这种情况，医护人员首先应对她们的不幸表示同情，然后用美好的语言和行动去关心、体贴、安慰她们，与她们探讨前次失败的原因及这次分娩时应采取的措施，使她们消除顾虑，以良好的心理状态去迎接分娩时刻的到来。

 问题 2：产褥期的新妈妈会有哪些心理变化？

从总体来看，产褥期新妈妈在心理方面的变化与她们各自的性格、身体素质、以往生活经验、当时身体状态及社会支持等因素密切相关，因此每个新妈妈的情绪低落程度与持续时间不尽相同，有的仅持续 1 周左右即恢复常态。

问题 3：产后新妈妈的情绪对新生儿有哪些影响？

宝宝在出生后的两三年里，大脑发育最快，也是心理及智能发育的关键时期。如果产后新妈妈情绪不好，泌乳功能下降，母乳喂养难以坚持，就容易使宝宝的体重和身高受到影响。

情绪不好的新妈妈大多对抚育宝宝缺乏兴趣，说话较少，且对宝宝表现出无反应或反应迟钝的消极情绪。在这种情况下，宝宝往往日夜哭闹，从而使新妈妈更加心烦意乱，对宝宝越发疏远，不愿意与孩子有肌肤接触，进而导致宝宝神经系统刺激缺乏，神经心理发育受到抑制。

由于缺乏语言交流和亲情交融，宝宝的语言能力和活动水平都会降低，而且运动能力差、情绪反应强烈、心理消极、生活规律差，对外部的环境和人表现出退缩及不能适应，对母亲说话的响应能力降低，获取外部知识的能力也相对缺乏，最终宝宝的情绪、智力发育和心理行为发展也受到影响。

问题 4：社会支持系统对产后新妈妈的情绪有影响吗？

过去公婆与新婚夫妻同住，即使新妈妈产后外出工作也不用担心宝宝无人照顾。心理专家指出，对于新手爸妈而言，长辈的协助不仅实质纾解了新手爸妈时间分配与技术操作上的困难，还是新手爸妈强大的心理支柱。但当下社会小家庭已成为主流，三代同堂的

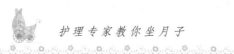
大家庭已相当少见，再加上现在有不少长辈比较注重自己的生活质量，给小夫妻提供协助的意愿也有所降低。

除了长辈的协助之外，另一半抽空陪伴也相当重要。许多升格成为爸爸妈妈的新手父母，容易在适应新身份的过程中忘却自己同时还是婚姻伴侣的重责大任，如何在每一个角色之间游刃有余，是新手爸妈需要花时间理解与消化的重要课题。

 问题 5：怎样建立母子关系？

需要强调的是，新妈妈要给予婴儿积极的反应。不少人认为只要多花时间与孩子在一起，充分满足孩子的生理需要就能建立起良好的母子依恋。而有关研究表明，母子依恋并不仅仅取决于婴儿与母亲的交往时间及婴儿的生理需求是否得到满足，更取决于母子交往中母亲对婴儿所发出信号的敏感性和对婴儿是否关怀。有研究人员从反应性、积极的情绪表达、社会性刺激三个方面考察了母亲与婴儿交往时的行为，结果显示：安全依恋性婴儿的母亲在这三个方面得分最高，而回避性和反抗性婴儿的母亲在这三个方面的得分都低。因此母亲在抚养孩子的过程中，对婴儿发出的信号要作出积极的反应。具体措施如下。

1. 学会辨别孩子不同信号的含义

正确辨别孩子的信号是母亲对婴儿作出积极反应的前提条件。如果母亲经常对孩子的信号反应判断错误，孩子与母亲之间就会缺乏正常的情感交往，那就不利于母子依恋的建立。

2. 多多关注孩子

不喜欢抱的婴儿往往会通过与母亲目光的接触，使自己得到宽

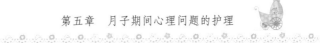

心。不喜欢抱的婴儿和喜欢抱的婴儿与母亲之间都能形成良好的母子依恋关系。母亲在与这样的孩子相处时，目光是进行交流的无声语言。当婴儿注视母亲时，母亲要立即注视婴儿，并用语言或玩具逗引婴儿。

母亲要了解孩子的气质特征，婴儿的气质分为三种类型：容易型、困难型、迟缓型。母亲会根据婴儿气质类型的不同对他们采取不同的态度和行为。

由于容易型婴儿易于教养，父母往往会给他们更多的关怀、抚爱，交往态度和方式也较积极、愉快，婴儿也会因此觉得自己被父母所关爱和重视，情绪、行为表现也就更加积极、愉快，从而形成良好的母（父）子依恋关系。对于困难型婴儿，母亲通常会束手无策，或因照顾不好孩子而感到内疚，或怨恨、责备孩子，要不就是在孩子的坏脾气面前让步。对迟缓型婴儿，母亲往往会失去耐心而责备他们，给他们造成压力。在这三种教养方式中，后两种都不利于安全性依恋的建立。所以，母亲要注意观察宝宝的行为特征，针对宝宝的不同气质采用不同的教养方式。

对于容易型的儿童，母亲可以制定一个周密的时间表进行喂养，但要注意逐渐训练他们自己玩耍。对于困难型儿童，母亲要放弃一些不必要的主观要求，不要强求孩子立即成为生活有规律的人。困难型儿童需要母亲付出更多的时间、精力和爱心。对于迟缓型儿童来说，由于他们对新环境和新事物表现为退缩、紧张，适应环境能力较差，因此母亲一定要多给予鼓励、帮助，不能因此而认为这些孩子"没出息"。要设法逐步让他们适应新环境，而不必强求快速达到成人所要求的目标。

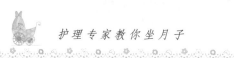

问题6：产妇心理调适怎样分期？

1. 依赖期

产后1~3天，产妇的很多需要是通过别人的帮助来满足的，产妇喜欢用语言表达对孩子的关心，较多谈论自己妊娠和分娩的感受。在此期，丈夫及家人应当耐性地倾听，鼓励产妇宣泄及表达，并且接受医护人员的专业指导。

2. 依赖-独立期

产后3~14天，产妇表现出较为独立的行为，开始注意周围的人际关系，主动参与活动，学习护理孩子。这一时期容易产生压抑和抑郁。严重者表现为哭泣，对周围漠不关心，拒绝哺乳和护理新生儿。此时，家属应加倍关心产妇，丈夫应与产妇共同学习新生儿养护知识，主动参与新生儿护理，帮助产妇提高自信心，从而接纳自己和孩子，缓解抑郁状态，平稳过渡至独立期。

3. 独立期

产后2周~1个月，这个阶段新型家庭关系形成，夫妇二人共同分享欢乐和责任，但产妇很可能承受更多的压力，如可能要面对兴趣及需要、事业和家庭、哺育孩子、承担家务、维持夫妻关系等各种角色矛盾。当矛盾出现时，丈夫及家人应积极化解矛盾，必要时可请专业人士进行协调。

问题7：什么是产后抑郁？

产后抑郁是指产妇在分娩后出现以抑郁、悲伤、沮丧、哭泣、易激怒、烦躁甚至有自杀或杀婴倾向等一系列症状为特征的心理障

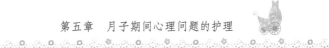

碍，是产褥期精神综合征中最常见的一种类型。通常在产后 2 周出现，其病因不明，可能与遗传、心理、分娩及社会因素有关。

问题 8：怎样预防产后抑郁？

按照各个产妇的心理因素或针对其危险因素进行心理干预，将有助于减少产后抑郁的发生。

1. 加强早期心理保健，及早干预

加强孕期保健，重视孕妇心理卫生的咨询与指导，对不良个性、既往有产后抑郁史或家族史、筛查出有精神症状的高危孕妇进行监测和必要的干预。

重视办好孕妇学校，鼓励孕妇及其丈夫一起来上课，学习妊娠和分娩的相关知识，了解分娩过程及分娩时的放松技术及与助产人员的配合，消除其紧张、恐惧的消极情绪。

2. 改善分娩环境

可以建立家庭化分娩室，以替代以往封闭式的产房，从而提高产妇对分娩自然过程的感悟。

开展导乐式分娩，临产后如果有丈夫或其他亲人陪伴，可减少其并发症及心理异常的发生。

3. 重视产褥期保健，尤其要重视产妇的心理保健

对分娩时间长、难产或有不良妊娠结局的产妇，应给予重点心理护理，注意保护性医疗，避免精神刺激。

实行母婴同室，鼓励和指导母乳喂养，并做好新生儿的保健指导工作，减轻产妇的体力和心理负担，辅导产妇家属共同做好产褥期产妇及新生儿的保健工作。

对以往有精神抑郁史或有抑郁情绪的产妇要予以足够的重视，及时发现或识别，并给予适当的处理，以防止产后忧郁症的发生。

4. 重视围生期心理保健

在围生期的保健工作方面，医护人员应注意主动医疗服务，掌握孕产妇的心理特点和心理咨询技巧，提高服务技能和质量。要重视社区围生期孕产妇心理保健工作。

问题9：孕期异常心理状态的信号有哪些？

失眠多梦、经常生气、烦躁、发火、反复出现腹胀、自身免疫力下降。

（王　伟，万慎娴）

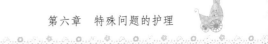

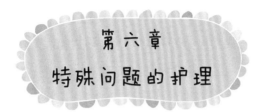

第六章
特殊问题的护理

问题1：产后乳头溢乳怎么办？

1. 产后乳头溢乳

乳头溢乳，民间也称"漏奶"。有些妈妈奶水多，乳房充盈而自行溢奶；有些妈妈听到别人提及宝宝或听到宝宝哭声，产生条件反射，自己的奶水也会跟着溢出来；有的妈妈在用一侧乳房哺乳时另一侧也跟着漏奶。

2. 产后乳头溢乳注意事项

如果妈妈体质强，乳房充盈，乳汁自出，这并不是病态，日常生活中应注意以下方面：

（1）佩戴合适的文胸＋防溢乳垫，将乳房高高托起，乳垫潮湿要及时更换。

（2）每次漏奶时可用手挤一点奶出来，不用挤太多，时间久了慢慢就不漏了。在宝宝吃奶的时候，如果另一侧乳房漏奶，用手指按压乳头就会回奶。

（3）当感觉奶胀时要及时哺乳或将乳汁吸出。

（4）想要完全阻止漏奶可能有点困难，宝妈们一定不要过于着

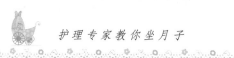
急，要保持心情平和，相信漏奶现象会随着哺乳时间的延长而自然消失。

 问题 2：奶水不足怎么办？

1. 早开奶

产后 30 分钟即可让宝宝吸吮乳头。

2. 坚持母乳喂养

一开始妈妈的奶水是不多，但宝宝的胃容量也很小，不能一开始就因为怕宝宝饿着而添加奶粉。奶粉口感好，使用又方便，慢慢地宝宝就会变得不愿吸吮乳头了。

3. 坚持频繁吸吮

让宝宝勤吸吮是最好的催奶方法，尤其是晚上和夜间，这时候是泌乳素分泌高峰期。如果宝宝的吸吮次数较少，可以辅助使用吸奶器。

4. 调整饮食

新妈妈营养要注意均衡，可适量进食刺激乳汁分泌的汤类，如猪蹄汤、鲫鱼汤等。

5. 辅助方法

如按摩乳房、按摩后背催乳，这需要经过专业指导。

当然，新妈妈还要保持良好的情绪，充足的睡眠，健康的身体，一定要有信心。务必记住：吸吮是关键。

 问题 3：乳房胀痛怎么办？

1. 尽早哺乳

产后 1 小时内开始哺乳，可以促进乳腺畅通。

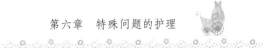

2. 外敷乳房

哺乳前热敷乳房，可以促进乳腺管畅通。

两次哺乳间冷敷乳房，可减少局部充血、肿胀。

3. 按摩乳房

哺乳前，从乳房边缘向乳头中心按摩，可促进乳腺管畅通，减少疼痛。

4. 佩戴乳罩

乳房肿胀时，产妇可穿戴合适的具有支托性的乳罩，以减轻乳房充盈时的沉重感。

5. 服用药物

可口服维生素 B_6 或散结通乳的中药，常用的方剂为柴胡（炒）、当归、王不留行、木通、漏芦各 15 g，水煎服。

 问题 4：产后初乳要挤掉吗？

有的妈妈受传统观念的影响，认为初乳不干净或者没有营养，这是大错特错。

初乳是母亲产后 5 天内产生的乳汁，颜色为黄色或橘黄色，比较浓稠，蛋白质含量高，脂肪含量低，并含有丰富的抗体，既适应刚出生宝宝的消化吸收，又可增强宝宝的抵抗力，这么珍贵的好东西怎能浪费？

问题 5：怎样保存乳汁？

1. 新鲜的母乳

37 ℃以上不能保存，25 ℃~37 ℃条件下可保存 4 小时，15 ℃~

25 ℃条件下可保存 8 小时。

2. 冷藏母乳

2 ℃~4 ℃条件下可保存 24 小时。可将母乳用母乳保存袋放置于冰箱冷藏室最冷的部位。

3. 冷冻母乳

在母婴分离的情况下，每次挤出乳汁后应将储乳容器置于冰箱的冷冻室（－18 ℃以下）。送医院时，将容器从冰箱取出，放入保温桶，周围放置冰块，维持冰冻状态送至医院。

无论是在医院还是在家中，都应按照收集时间的先后顺序使用母乳。从冰箱冷冻室取出的母乳先置于冰箱冷藏室待其解冻，使用前可在 37~40 ℃温水中加温，也可使用温奶器快速加热。不要使用微波炉加热或煮沸加热，不要反复加热，如加热后没有吃完则要丢弃。

 问题 6：哺乳期妈妈会来月经吗？

有不少人认为女性在哺乳期不会来月经。从理论上讲，产后由于脑垂体前叶分泌的泌乳激素增加，卵巢受泌乳激素的影响，在这一段时间会停止排卵，因此不会来月经。但经过一段时间后，部分妇女在哺乳期亦可慢慢恢复排卵功能。不过，分娩后卵巢到底何时恢复排卵，这是难以预测的，少则 3 个月，多则 1 年左右。如果卵巢已经恢复排卵，但夫妻双方不知道而又碰巧在排卵期同房，就有可能怀孕。如果怀孕，则以后月经就不来，这就是有些哺乳期妈妈分娩后一直未来月经却怀孕的原因。所以，哺乳期其实也可能来月经的，至于什么时候来，没有标准答案，因人而异。如果新妈妈不

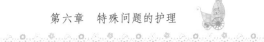

想意外"中奖"，最好在哺乳期做好避孕措施。

问题7：怎样观察产后子宫复旧？

胎盘娩出后子宫收缩成圆形，宫底即刻降至脐下一横指，摸上去就好比一个硬球，而且还会随着体位的变化左右移动。产后一日略上升至脐平，以后每日下降 1 ~ 2 cm，产后 10 日降至盆腔，腹部就摸不到子宫了。子宫要恢复至孕前的大小，需 6 ~ 8 周。以上复旧功能受到阻碍时即可导致子宫复旧不全。子宫复旧不全最突出的临床表现是血性恶露持续时间延长，恶露常浑浊或伴有臭味。出现这样的情况时要及时就诊。

问题8：怎样预防产后子宫脱垂？

子宫脱垂就是子宫从正常位置沿阴道下降，甚至脱出阴道口外。目前这种情况已很少发生，但仍应该加强预防：

避免久蹲，做事情宜选择坐位或站位。产后一周可以做一些轻微的家务活，如扫地、擦桌等，但不可干重体力活。

加强盆底肌及肛提肌的收缩运动，如抬臀运动、产后瑜伽、产后保健操等。

产后 42 天内禁止性生活。

保持大便通畅，禁止用力排便。

注意：用束腹带防止子宫脱垂是不科学的。

问题9：产后出汗多是身体虚弱的表现吗？

产后一周内，孕期潴留的水分通过皮肤排泄，在睡眠时较为明显，产妇一觉醒来常常满头大汗，习称"褥汗"。这种情况不属于病态，但要注意做到以下几点：

室温不宜过高，夏季宜控制在 28 ℃以下，每日开窗通风，保持室内空气流通、清新，但应避免穿堂风。

产妇穿盖要合适，衣服不能穿太多，被子不能太厚，出汗多时要及时用毛巾擦干，保持皮肤清洁，及时更换内衣内裤。

适当多饮水。

注意：传统的"坐月子"要求产妇捂着，这是没有道理的，不仅可能造成中暑，还会影响新妈妈机体的恢复。

 问题 10：怎样回奶？

1. 人工回奶

如果新妈妈由于医源性原因不能哺乳，可选用以下方法回奶：

（1）己烯雌酚每次 5 mg，每日 3 次，连服 3 日；或肌注苯甲酸雌二醇 4 mg，每日 1 次，连用 3～5 日。

（2）芒硝 250 g，分别装于两个纱布袋内，敷于两乳房上，避开乳头，湿硬时更换。

（3）生麦芽 60～90 g，煎服，连用 3～5 日。

（4）针刺足临泣、悬钟等穴位，每日 1 次，两侧交替，7 日为一疗程。

（5）维生素 B_6 200 mg 口服，每日 3 次，共 5～7 天。

（6）已有大量乳汁分泌、需停止哺乳的新妈妈可用溴隐亭 2.5 毫克/次，每日 2 次，与食物共服，连用 14 天。

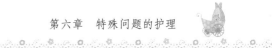

2. 自然回奶

哺乳时间已达 10 个月至 1 年的妈妈正常断奶，为自然回奶。断奶前宜逐渐减少哺乳次数，加长喂奶间隔时间，缩短单次喂奶时间，随着宝宝吸吮次数的减少，泌乳量也会减少；可再辅助使用前面介绍的药物回奶。

无论采用哪种回奶方法，在回奶的过程中，妈妈的饮食要注意以干、软食为主，忌饮刺激乳汁分泌的汤类，如鲫鱼汤、猪蹄汤等。

问题 11： 产后常常腰酸是月子病吗？

怀孕期间骨盆韧带松弛，脊柱前凸，产后恢复需要一段时间，所以新妈妈月子期间常常会腰酸，这是正常的生理现象，不要有太多顾虑。但要做好预防保健：

"月子"不能坐得太好了，一味卧床静养，缺乏运动要不得。

注意保持正确的姿势，包括坐卧、行走、喂奶、抱宝宝的姿势等。

不要过度进补，以免肥胖，增加腰椎负担。

在医生的指导下做做腰部肌肉锻炼的保健操。还有就是不要过早穿高跟鞋哦！

问题 12： 坐月子期间能看书、看电视吗？

月子里为了调剂妈妈的精神，消除抚养孩子的劳累，听听音乐、读读有趣的书，或轻松愉快地看看电视，都是很好的休息放松方式。

需要注意的是，听音乐时，音响不要调得太高，不要过分刺激。看书的时间也不要太长，否则眼睛容易疲劳。看电视时，应注意与电视机的距离不要太近，持续时间最好不超过 1 个小时。

需要说明的是，产后眼睛本身不会发生太大变化，生孩子会"花眼"或"落下眼病"的说法是不科学的。

 问题 13：产后可以用束腹带吗？

很多产妇担心刚刚生完宝宝，凸起的肚子不能恢复到怀孕前的状态，于是在月子里就开始用束腹带，整天把腹部绑得紧紧的，认为这样就可以恢复体形了。事实上受子宫膨胀的影响，腹部皮肤弹力纤维断裂，腹直肌呈不同程度分离，从而使得产后腹壁明显松弛，需 6 ~ 8 周才能恢复。把腰腹部用腹带紧紧束缚起来，不但起不到减肥塑形的效果，还会产生很多负面作用。

（潘秀娟，徐　香）

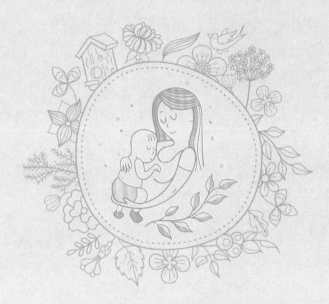

新生儿篇

xinshengerpian

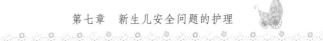

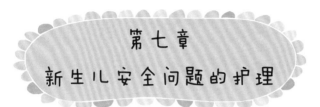

问题1：室内适合新生宝宝的温度和湿度分别是多少？

新生宝宝对温度、湿度的要求比较高，最好维持在恒定水平，以免温湿度波动过大造成不舒适甚至生病。一般而言，室内温度以维持在 22~24 ℃，湿度维持在 60%~65% 为宜。

问题2：室内怎样通风合适？

各位妈妈可以在每天的早、中、晚给房间进行通风，时间以半小时左右为宜。通风前妈妈及宝宝先移至另一房间（温度适宜），通风后要在室温调节至合适范围后，妈妈和宝宝再进入。

问题3：新生儿可以独处吗？

因为婴幼儿的大多数意外均是在家庭成员看护不周的情况下发生的，所以应避免让新生儿独处，以免发生意外。

另外，还要避免让幼儿与家中宠物等独处。

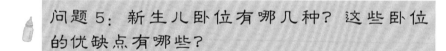

问题4：是选择婴儿床还是母婴同床？婴儿床上用具怎么摆放？

这是不少妈妈比较纠结的事情，建议选择婴儿床，与母亲同室。因为如果母婴同床，大人的作息可能会影响到宝宝的休息。

另外，大人如果睡相差或睡得较沉，还容易发生意外事件，如压到宝宝或捂住宝宝口鼻等。而且，大人用的床垫也不适合新生儿。

而婴儿床上（睡眠情况下）除了必需的被褥外，其他多余物品也不宜摆放。建议仅给小宝宝穿专门的睡袋，以防止床上其他物品带来意外，如被褥捂住宝宝口鼻、玩具割伤宝宝等。

在宝宝清醒活动的情况下，床上的玩具（挂在床边或悬吊在床上方的玩具）也应经常变换位置，以免宝宝长时间盯在一处，导致斜视或斗鸡眼等视力问题。

问题5：新生儿卧位有哪几种？这些卧位的优缺点有哪些？

新生儿卧位包括仰卧位、侧卧位、俯卧位。建议让宝宝交替采取仰卧位与侧卧位。

1. 仰卧位

优点：便于观察宝宝面部情况，避免头型睡歪。

缺点：当宝宝发生溢奶或吐奶时不易处理，可能会造成呛奶或窒息。

2. 侧卧位

优点：当溢奶或吐奶时，奶液可从嘴角边流出，降低呛奶或窒

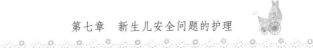

息的风险。

缺点：容易造成头型睡歪。

3. 俯卧位

优点：利于面部五官、颅骨塑形。

缺点：在宝宝还不会抬头、翻身的情况下，容易掩住宝宝口鼻，导致窒息。

问题 6：母乳喂养新生宝宝时可采取什么体位？

妈妈们在哺乳时可采取坐位或侧卧位，但应注意：妈妈们在哺乳时必须保持清醒、警觉，以免发生意外。

取坐位时，选择高度适当、舒适的椅子，妈妈坐于其上，一脚踩在踩脚凳上，一手抱住宝宝、一手扶住乳房（哺乳期女性乳房较大，易掩住婴儿口鼻导致窒息）。

取卧位时，妈妈一手环住宝宝，一手扶住乳房。卧位虽然省力，但是妈妈千万不能在喂哺时睡着，以免发生意外。

问题 7：用奶瓶喂养新生儿时可采取哪几种体位？

妈妈在用奶瓶喂养宝宝时可取坐位或卧位。

取坐位时，选择高度适当、舒适的椅子，妈妈坐于其上，一脚踩在踩脚凳上，一手抱住宝宝、一手扶住奶瓶进行喂养。

取卧位时，先将宝宝取右侧卧位，颌下垫小巾单，再一手托住奶瓶进行喂养。

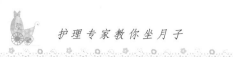

注意：用奶瓶喂养时，奶嘴内应奶液充盈，以免宝宝吸入大量空气。

喂养时要注意观察宝宝有无溢奶、吐奶，以及时处理。喂养结束后拍拍宝宝的背。

问题8：对新生儿的抱姿是怎样的？

正确的新生儿抱姿是：一手连手臂环住宝宝的头、颈、肩，另一手连手臂环住宝宝的腰、臀。

注意：勿使宝宝下颌紧贴大人胸口，以免影响宝宝呼吸。

问题9：新生儿为什么会发生溢奶？

新生儿易发生溢奶，属正常现象导致。新生儿的胃容量小且呈水平位，贲门括约肌松弛而幽门括约肌发达，故而易造成溢奶，一般表现为吃奶后嘴角流出少许奶液。

但应注意与新生儿呕吐相区别，如果呕吐时奶液较多，甚至伴随呛咳、腹胀等其他表现，应及时就医。

问题10：怎样处理新生儿呛奶？

妈妈们如遇新生宝宝呛奶，应立即停止哺乳，将宝宝取头低足高位，并予拍背，以防止奶液继续呛入气道。在紧急处理期间，要注意观察宝宝的面色、呼吸。

如果做了紧急处理后宝宝的情况不能缓解，仍存在气急、面色发绀或苍白，应立即送医，以确认宝宝是否发生了奶汁吸入性肺炎或存在先天性心脏疾患。

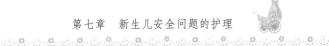

问题 11：什么是新生儿尿布性皮炎？如何预防和处理？

尿布性皮炎也称为红臀，表现为臀部皮肤发红、有皮疹，严重者局部皮肤糜烂、破溃。

1. 预防

应选择吸水性较好的尿布或尿不湿，并保持宝宝臀部皮肤干燥。

在宝宝大便后，要及时更换尿布或尿不湿，并用温水清洗臀部，以减少对臀部皮肤的刺激。

建议预防性使用红臀软膏。

2. 处理

已发生红臀者，建议去医院皮肤科诊疗，评估臀部情况，以指导局部用药及护理。

问题 12：新生儿的衣物应该怎样选择？

应给宝宝选择棉质、透气性好的衣物，还要检查衣物有无线头，以免丝线缠绕肢体，导致肢体缺血，甚至引发肢体坏死。

问题 13：怎样预防新生儿皮肤抓伤？

在给宝宝修剪指甲或趾甲的时候，不要将指甲或趾甲剪成锐角，以免宝宝被抓伤。

有的宝妈可能会给宝宝佩戴手套、袜套防止抓伤，但应注意线头问题，防止丝线缠绕指、趾造成缺血缺氧甚至坏死。

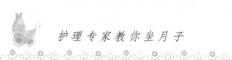
问题 14：奶癣是什么？怎样护理？

奶癣也称为婴儿湿疹，是常见的过敏性疾病，与宝宝本身的过敏体质有关，母乳喂养或人工喂养的宝宝均可能发生，常分布于宝宝的面颊、眉毛、头皮等处。

可先在宝宝眉毛及头皮处涂上婴儿润肤油，间隔片刻后再行处理；脸颊部位可用温水清洗，但切忌用力擦拭。

要保持环境温湿度适宜，温度过高或湿度过高均可使宝宝湿疹加重。

必要时可以进行过敏源检测，尽量避免致敏物质。

长期患湿疹的宝宝应去消化内科就诊，遵医嘱更换乳品。

问题 15：什么是婴儿摇晃综合征？有什么危害？

婴儿摇晃综合征是指剧烈晃动婴儿导致其脑部损伤，主要有颅内出血、视网膜出血等，也有发生骨折者。患有婴儿摇晃综合征的婴儿常表现为精神状态异常、运动障碍、食欲不振等。因此，在平日逗乐新生宝宝的时候，应注意不要剧烈晃动婴儿，而且还应提醒其他照顾宝宝的人注意此类问题。

问题 16：什么是中耳炎？导致中耳炎的一般原因是什么？

中耳炎是指好发于中耳的化脓性或非化脓性病变，多见于婴幼儿。

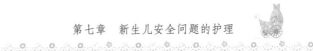

化脓性中耳炎的临床表现易与其他疾病的表现混淆，如发烧、哭闹、精神改变等。由于宝宝不能表达，妈妈或其他照顾者一般难以发现，主要与新生儿咽鼓管生理解剖结构（短、宽、直）及新生儿出生时羊水污染、出生后呼吸道感染、喂养时奶汁溢入等有关。

非化脓性中耳炎主要为分泌性中耳炎，以鼓室积液、听力下降为特征，多见于腭裂患儿或有家族史者。

问题 17：怎样保证新生宝宝乘车安全？

建议选择合适的宝宝专用安全座椅，以免在汽车急刹车时宝宝被家长反射性抛出，酿成悲剧。

（李　琴）

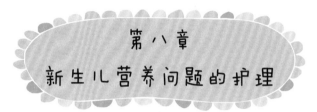

问题 1：宝宝刚出生，新妈妈没有奶，要不要添加奶粉？

产后（包括剖宫产后）3 天内妈妈乳汁分泌较少，不能满足新生儿的生理需要。若母乳不足又不添加奶粉，新生儿易发生低血糖及其他并发症，不利于新生儿健康。充足的营养、丰富的蛋白质供应是保障新生儿脑发育的必要条件。饥饿状态对新生儿影响很大，尤其是新生儿如果在早期不能获得足够的水分和营养，往往易烦躁、激惹、哭闹不安，易发生并发症，对其生理乃至心理发育造成危害。因此，在坚持母乳喂养的同时，适当给新生儿添加母乳代用品是必要的。这样既可保持母乳喂养的好处，又可减少新生儿高胆红素血症、脱水热、低血糖症的发生。

问题 2：如果添加奶粉后新妈妈有奶了，怎么办？是停奶粉还是混合喂养？

母乳喂养不足加用配方奶粉时，为了不影响以后的母乳喂养，每次奶粉喂养前应先保证每侧乳房喂养 10～15 分钟，两侧共 20～30

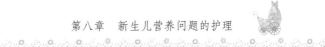

分钟，然后立即加用配方奶粉直至孩子吃饱。这样每次按时哺乳吸空乳房，有利于刺激乳房再分泌，不会导致母乳分泌量逐渐减少。随着乳汁的不断增多，需要添加配方奶粉的量会越来越少，最后达到纯母乳喂养。

短时间加一点配方奶粉并不意味着放弃母乳喂养，仅仅是一时的权宜之计。大约1周过去，新妈妈适应了家庭的环境和生活秩序之后，乳汁分泌会逐渐增加，这时要及时采取纯母乳喂养，以利于母婴身心健康。

 问题3：怎样选择新生儿奶粉？

首先，要看清楚奶粉包装上的产品说明及标识是否齐全。按国家标准规定，奶粉的外包装上须标有厂名、厂址或出产地、生产日期、保质期、执行标准、商标、净含量、配料表、营养成分表、食用方法及适用对象等项目，若说明不清或缺少项目，最好不要购买。

其次，要注意奶粉生产日期和保质期限，以判断该产品是否在安全食用期内。

再次，要注意营养成分表中标明的营养成分是否齐全、含量是否合理。最好选择生产规模较大、产品质量和服务质量较好的知名企业的产品。规模较大的生产企业技术力量雄厚，生产设备先进，产品配方设计较为科学、合理，产品质量也有所保证。

问题4：冲的奶粉一次喝不完，下次还可以喝吗？

冲调的配方奶应当在1小时内喂完，吃剩的配方奶应当丢弃。

粉状配方奶粉不是无菌产品，在家庭环境下，建议每次喂奶时新鲜配制。

注意：不能将奶瓶放入微波炉中加热。

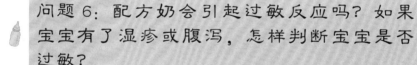
问题5：母乳怎样存放才能保持最好的营养成分？

新鲜母乳以立即喂养最佳。如果条件不允许，可按宝宝的每次进食量分装储存于 4 ℃的冰箱内，24 小时内可安全使用。如果预计24 小时内不饮用，应在挤出后立即冻存于 – 20 ℃的冰箱，饮用时用常温水（水龙头的流水）解冻，也可以使用商用的母乳加热器解冻。解冻后的母乳应冷藏于冰箱内并在 24 小时内使用。

冻存母乳在挤出后 3 个月内仍能保留大多数免疫成分和维生素，但冷冻和加热母乳会使一些不稳定因子如 IgA、IgM、C3 补体和溶菌酶、乳铁蛋白等发生改变。不建议使用微波炉解冻或加热冻存奶，那样会减少免疫球蛋白 A 和溶菌酶的活性，并会使奶液产生一些热点，进而灼伤婴儿的口腔。

问题6：配方奶会引起过敏反应吗？如果宝宝有了湿疹或腹泻，怎样判断宝宝是否过敏？

对牛奶蛋白过敏的宝宝饮用普通配方奶会出现湿疹加重或腹泻。
牛奶蛋白过敏通常有三种症状：
消化道症状，如呕吐、腹胀、便秘或腹泻，甚至拉脓血便。
皮肤症状，比如湿疹。

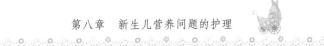

呼吸道症状，孩子会频繁出现不知原因的咳嗽、打喷嚏等类似感冒症状，有的还会有哮喘。

问题 7：怎样应对过敏？

牛奶蛋白过敏的新生宝宝须回避牛奶及含有牛奶蛋白的食物，可以采用深度水解或氨基酸配方粉（具体可咨询小儿消化科医生）。

问题 8：新生儿一天大便几次属于正常？怎样鉴别是不是拉肚子？

母乳喂养儿平均每日排便 2 ~ 4 次，大便为黄色或金黄色，呈均匀膏糊状或较稀薄绿色，不臭。奶粉喂养儿平均每日排便 1 ~ 2 次，大便呈淡黄色或灰黄色，较干稠。

拉肚子（腹泻）是大便次数增多和大便性状改变同时存在。如果怀疑宝宝腹泻，可先做一个大便常规检查来确定。如果宝宝除了大便次数增多外，无其他症状，食欲也好，不影响生长发育，就不是吃坏拉肚子，无须用药，更不要用抗生素。

问题 9：新生儿胎便通常几天可以排清？

足月新生儿在出生后 24 小时内开始排胎便，胎便呈墨绿色，一般 2 ~ 3 天排清。

问题 10：大便多了，宝宝肛门周围发红，怎么处理？

防治"红屁股"的方法主要是勤换、勤洗尿布，不要用塑料布

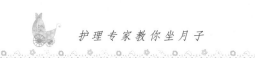
及橡皮垫，保持臀部皮肤的透气、清洁与干燥。每次大小便后用温水洗臀部，并用干软纱布擦干，然后涂上熟植物油或凡士林，用油脂将尿液与皮肤隔开，以保护皮肤。

关于红屁股的治疗，局部可涂鞣酸软膏。如果皮肤溃烂流水，可涂氧化锌油，也可采用暴露疗法治疗。

暴露疗法

天暖季节可以将新生儿臀部暴露在直射的日光下晒 10～15 分钟，使局部皮肤干燥。天冷季节可以在家中用 40 W 或者 60 W 的电灯光照射宝宝屁股，10～15 分钟/次，但屁股不宜靠灯太近，以免烫伤。

 问题 11：新生儿一天喝多少奶为宜？多长时间喂一次？怎么判断宝宝吃饱了？

新生儿出生后应尽早开始母乳喂养，而且应早吸吮、早接触、早开奶。乳汁的产生是泌乳激素和泌乳反射共同作用的结果，所以要鼓励母亲让婴儿勤吸吮。

新生儿胃容量小，胃排空时间短，哺乳时不要限定间隔时间和次数，提倡按需哺乳，即婴儿哭闹、母亲感到奶胀、母亲认为孩子需要时均可喂哺，一般每天不少于 8 次。

泌乳量的判断标准主要有以下方面：

1. 乳量充足

产妇在哺乳前乳房有胀满感，在哺乳时有泌乳感，在哺乳后乳房有多余乳汁溢出，婴儿在喂养后能安然入睡，且入睡时间长，大小便次数较多，生长发育正常。

2. 乳量不足

与乳量充足刚好相反。产妇在哺乳前乳房未有胀满感，泌乳感不强或无泌乳感，喂养时听不到婴儿的咽奶声；婴儿频频吸吮乳头，并带有哭闹声，哺乳后婴儿无法安然入睡，大小便较少，体重增长缓慢。

配方奶喂养儿从出生至 3 个月一般每天摄入 140 ~ 200 mL/kg，可为婴儿提供 376.8 ~ 565.2 kJ/kg 能量，体重每天可增长 25 ~ 30 g；3 ~ 6 个月婴儿体重每天可增加 15 ~ 20 g；6 ~ 12 个月婴儿体重每天可增加 10 ~ 15 g。

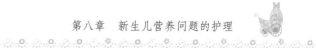

问题 12：母乳喂养的宝宝需要喂水吗？

如果摄入足够的母乳或配方奶，健康婴儿不需要额外补充水分，除非环境温度极高时。

问题 13：为什么宝宝吃奶时总是扭动身体？是肠胀气吗？

可能是，也可能是喂奶姿势不正确，抱姿让宝宝不舒服了。

1. 婴儿肠胀气的主要表现

（1）睡觉不踏实

睡觉的时候会使劲，手和腿蜷缩起来，发出使劲的声音，有时候脸还会憋红。

（2）抱睡

以为宝宝睡熟了，但是放下就立刻醒，多数宝宝如果喜欢抱睡就应考虑可能是胀气的原因。宝宝做蹬腿等动作，其实是想按摩自

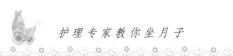

己的肚子，而大人抱着就可以很好地解决按摩的问题，这时候可以使用背巾，这样大人也不会很累。

（3）爱趴着

宝宝在趴着的时候会稍微安静一点。

（4）吃奶不老实

宝宝总是蹬腿或拉扯乳头。如果宝妈是侧躺着喂奶，宝宝可能会一直蹬脚，然后身体一直向上蹿。

（5）不停地要吃

宝宝每次含上乳头之后就不哭闹了，大人以为宝宝可能只是饿了，其实是宝宝找到了安抚的方法，但是吃得太多又会加重胀气。

（6）哭闹

突然的剧烈的哭闹。

（7）放屁、排便

有的宝宝会放屁，这是典型的胀气表现之一。这种情况通常会在宝宝排气和排便后有所缓解。

2. 胀气的原因及对应的解决方法

（1）过多摄入前奶

前奶含的糖分较多，乳糖在肠胃里发酵会产生过多的气体。所以，宝妈应尽量让宝宝吃空一侧乳房再吃另一侧，不要太频繁地换边吃，这样宝宝前奶后奶就都吃到了。

（2）吃得太多

有时候我们成人吃得过多也会消化不良的，更不用说肠胃还没有发育成熟的小宝宝了。母乳按需喂养，并不是说孩子张嘴要的时候就喂，而是应在宝宝真正需要吃奶的时候喂。有时候孩子张嘴寻

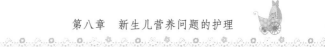

找可能只是在寻求安抚，这一点可能很考验新手父母，因为需要观察哪个信号才是真正的需要喂奶。

（3）吃的空气过多

相对于奶瓶喂养来说，直接吃母乳的宝宝吃到的空气少之又少。有些妈妈很纠结到底要不要给孩子拍嗝，如果宝宝睡着了就不用拍了，免得影响宝宝的睡眠。还有就是避免在宝宝大哭的时候直接喂奶，因为那样也会使宝宝吃到的空气过多。最好是先安抚，待宝宝有平静的趋势时再喂奶，以减少空气的摄入。

（4）母乳的含量

哺乳妈妈吃的一些食物也有可能加重宝宝的胀气，比如豆类、带壳的贝类等海鲜、牛奶、西兰花、西红柿、青椒等。也许有些宝宝对特别的食物有反应，这可以通过妈妈的饮食调整来发现。

3. 婴儿发生肠胀气的解决方法

（1）可以试用飞机抱或帮助宝宝做躯体动作。

（2）平时让宝宝多趴趴，比如趴在大人的肚子上。

（3）顺时针按摩宝宝的肚子。

（4）家长扶住宝宝的双腿做蹬自行车的动作。

（5）可以给宝宝吃一点益生菌，补充肠道有益菌不仅有助于消化，也便于排气。

 问题 14：宝宝时有哭闹烦躁，是肠绞痛吗？怎样处理？

1. 肠绞痛的判定

出生后到 4 个月龄的小儿如果发现以下症状可倾向于判定为婴

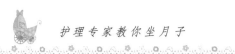

儿肠绞痛：

（1）容易受惊吓，焦躁、突然性大声哭叫，可持续几小时，也可阵发性发作。哭时婴儿面部渐红，口周发白，肚子鼓起来发硬，双腿向上蜷起，双足发凉，双手紧握，抱哄、喂奶都不能缓解，最终以哭得力竭、排气或排便而停止，即突然开始、突然停止。

（2）每天发作 3 小时以上，每周至少发作 3 天。

（3）生长发育不受影响。

2. 肠绞痛的防治

喂奶后应将婴儿头伏于大人肩上竖抱，轻拍其背部，以帮助其排出胃内过多的空气，并用搓热的手轻轻以脐为中心顺时针按摩婴儿腹部。

如果婴儿腹胀厉害，可用小儿开塞露帮助通便排气，并密切观察婴儿，如有发热、脸色苍白、反复呕吐、排便有血等症状，应立即到医院检查，不可耽搁诊治时间。

 问题 15：宝宝吃奶后总要打嗝是怎么回事？怎样帮宝宝止嗝？

宝宝吃奶后总打嗝主要是因为小宝宝的膈肌还没有发育成熟。

1. 解除宝宝打嗝的妙法

（1）将宝宝抱起来轻轻地给他拍背，喂点热水。

（2）将宝宝抱起，刺激足底使其啼哭。

2. 预防宝宝打嗝的方法

（1）不要在宝宝过度饥饿或哭得厉害时喂奶。

（2）宝宝吃奶时要保持正确的姿势。

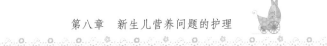

（3）如果母乳很充足，喂养时应避免乳汁流得过快。

喝奶粉的宝宝进食时则要避免急、快、冰、烫。

> 问题16：宝宝得了新生儿鹅口疮还可以喂奶吗？喂奶后要不要让宝宝喝点水清洁口腔？

引起鹅口疮的主要原因有：奶具消毒不严，妈妈乳头不清洁或喂奶者手指污染；也可在出生时经产道感染，或见于腹泻、使用抗生素或激素的宝宝。

妈妈及宝宝的看护人员都应该注意个人卫生，每次接触宝宝前要把自己的手洗干净。

对于已患鹅口疮的宝宝，可以照常喂奶，宝妈喂奶前应该洗手并用温水擦干净自己的乳头，擦乳头的毛巾要消毒；要勤换内衣，防止奶渍长时间留在内衣上，引发细菌繁殖。

如果是人工喂养的宝宝，每次用奶瓶前应先用4%的苏打水浸泡半小时，煮沸消毒后再用。

宝宝的洗漱用具（脸盆、毛巾、漱杯等）和食具应单独使用，用完后开水煮沸5分钟消毒。

宝宝喂奶后喝水清洁口腔就和成人的餐后漱口一样，应该予以提倡。

当发现宝宝口腔内有类似奶瓣的斑块时，可以用消毒棉签蘸2%的小苏打水于哺乳前后清洁宝宝的口腔，擦洗时动作一定要轻柔。

问题 17：宝宝黄疸指数高，一定要停喂母乳吗？停母乳后喂奶粉，宝宝会不会从此以后就拒绝吃母乳了？

在临床中把未满月新生儿的黄疸叫作新生儿黄疸，该病一般分为两种，即生理性黄疸与病理性黄疸。其判断应由医生进行。

生理性黄疸宝宝一般情况良好，无须处理。

母乳性黄疸属于新生儿病理性黄疸的一种，指母乳喂养的新生儿在出生后 3 个月内仍有黄疸。如果宝宝一般状态良好，则无须任何治疗。停止喂母乳 2 天后，黄疸可明显减退。若再开始喂哺母乳，黄疸可重新出现，但不会达到原来的程度。

注意：对于胆红素水平较高的宝宝应密切观察。

在暂停母乳期间，宜用吸奶器将母乳吸出，以保持乳汁充分分泌，保证新生儿黄疸消退后能够继续母乳喂养。只要母乳充足，宝宝吸吮不费力，没有其他不良刺激，宝宝一般不会拒绝吃母乳。

问题 18：宝宝出生后一周体重反而比出生时轻，是营养不良吗？体重多少算正常？

出生后一周内宝宝因奶量摄入不足、水分丢失、胎粪排出，可出现暂时性的体重下降，在出生后第 3 ~ 4 日时达最低，下降幅度一般为出生体重的 3% ~ 9%，以后即逐渐回升，通常在出生第 7 ~ 10 日时应恢复到出生体重，医学上称这种情况为生理性体重下降。如果下降幅度大于 10% 或到第 10 天还未恢复至出生体重，应去医院检

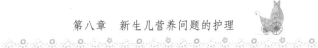

查分析其原因。

正常足月婴儿出生后第 1 个月体重可增加 1～1.7 kg，3～4 个月时可达出生体重的 2 倍，12 个月时为出生体重的 3 倍。

不同阶段宝宝体重计算公式

6 个月以内体重 = 出生体重 + 月龄 ×600 g

7～12 个月体重 = 出生体重 + 月龄 ×500 g

2～7 岁体重 = 年龄 ×2000 + 8000 g

这三种计算公式均因人而异，婴儿体重增加得很慢，并不一定表示他（她）有什么问题。小宝宝的体重、身长的增长不是呈直线上升的，有时快有时慢，这是正常生理现象。出生时的体重约 3 kg，到 5～6 个月大时约为 6 kg，约为出生时的 2 倍，但出生时体重较大的宝宝，他的体重在 5～6 个月大时不易增加到 2 倍。一般宝宝从出生至 2 个月平均每月约增加 0.5 kg，10～12 个月每月约增加 0.3 kg，2 岁后每月约增加 0.2 kg，这些资料可供新爸新妈们参考。

（张　芳）

第九章
新生儿感知问题的护理

问题1：新生儿有哪些感知呢？

感知是指通过各种感觉器官从环境中选择性地获取信息的能力。感知的发育对小儿运动、语言、社会适应能力的发育起着重要促进作用。

新生儿主要有视感知、听感知、味觉、嗅觉、皮肤感觉和知觉，其中，皮肤感觉又包括触觉、痛觉、温度觉和深感觉。

问题2：宝宝的视感知是怎样发育的？

新生儿已有视觉感知功能，瞳孔有对光反应，但因视网膜黄斑区发育不全和眼外肌协调较差，视觉不敏锐，只有在 15～20 cm 范围内视觉才最清晰，在清醒和安静状态下可短暂注视和追随近处缓慢移动的物体。不少新生儿可出现一时性斜视和眼球震颤，3～4 周内自动消失。新生儿期后视感知发育迅速，第 2 个月即能协调地注视物体，并可使头部跟随移动的物体在水平方向转动 90°，有初步头眼协调能力；3～4 个月时喜欢看自己的手，头眼协调较好，头可随物体水平移动 180°；5～7 个月时目光可随上下移动的物体垂直方向

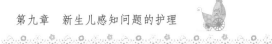

转动，出现眼手协调动作，能追随跌落的物体，开始认识母亲和常见物品如奶瓶，喜欢红色等鲜艳明亮的颜色；8~9个月时开始出现视深度的感觉，能看到小物体；18个月时能区别各种形状，喜欢看图画；2岁时两眼调节好，可区别垂直线和横线；5岁时能区别颜色；6岁时视深度充分发育。

20世纪末，美国、英国等国家的医疗机构相继开展了新生儿眼病、婴幼儿视力筛查。美国儿科协会、眼科协会、小儿眼科和斜视协会共同发文规定，医疗机构要进行早期的婴幼儿和儿童视力筛查及眼部检查。我国卫计委也已将新生儿听力筛查列为新生儿疾病筛查项目，但还没有出台针对新生儿眼病筛查的规范性措施。高危新生儿（早产儿、足月小样儿、新生儿监护室孩子）吸入高浓度的氧气后，由于不成熟的视网膜组织对高压氧状态十分敏感，在视网膜血管收缩时，可发生视网膜毛细血管坏死、阻塞、增生和纤维渗出等，造成远期的视力障碍，甚至失明。因此，有必要定期对宝宝的眼睛进行检查。

问题 3：怎样促进新生儿的视觉发育？

让宝宝接触自然的光线变化，在自然的环境中感觉天黑、天亮，这样会刺激新生儿眼睛的感光性，促进视觉发育。有一些家长怕房间里光线太亮影响新生儿睡觉，总是拉着窗帘，这样做是不对的。

当新生儿在安静觉醒状态下时，母亲一手抱宝宝，另一手用红球吸引其注视，红球的位置在距离眼睛15~20 cm处，从中线开始，在宝宝开始注视后慢慢向两侧移动。每次时间不宜过长，从每次20秒开始逐渐加至每次1~2分钟。

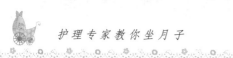
坐在新生儿对面，一边喊他的小名一边移动大人的脸，让新生儿注视大人的脸并跟着移动视线。

上述方法不仅可以训练新生儿的视觉能力，还有助于提高新生儿的注意能力。

 问题 4：怎样护理宝宝的眼部？

1. 注意眼部卫生

（1）洗脸用具要专用，不能与大人的混用，每日消毒 1 次。

（2）在护理新生儿时，大人要先将手洗净，避免交叉感染。

（3）在给新生儿洗头、洗澡时，不要让洗发液、浴液进入其眼中。

（4）少数新生儿的眼睛经常流泪，可能是新生儿泪囊炎所致。这是由于鼻泪管下端开口处的残膜在发育过程中不退缩，或开口处被上皮碎屑堵塞，致使鼻泪管不通，可局部滴用抗生素眼药水或到医院进行通泪管处理。

2. 不要对小宝宝使用闪光灯

新生儿对光线的刺激十分敏感，而且在受到较强光线照射时还不善于调节；同时由于视网膜发育尚不成熟，遇到强光可使视网膜神经细胞发生化学变化，瞬目反射（瞬目反射是一种先天性的防御反射，通常分为不自主的眨眼运动和反射性闭眼运动，可以使角膜始终保持湿润，并且防止异物进入眼内，起着保护眼球的作用）不灵敏，泪腺尚未发育，角膜干燥，若遇到强光直射，可以引起眼底视网膜和角膜的灼伤，甚至有失明的危险。因此，给小宝宝拍照时应尽量使用自然光源，或采用侧光，不能使用闪光灯，也不能用其

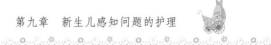

他强光直接照射宝宝的面部。

3. 预防斜视

有些父母喜欢在婴儿床的一边系上玩具，这样很容易导致斜视。正确的做法是在床的周围都悬挂上玩具，并经常变换位置，避免孩子总是盯着一边的玩具看，以免导致斜视。

问题5：宝宝的听感知是怎样发育的？

宝宝出生时因中耳鼓室无空气及有羊水潴留，听力较差，但对强声可有瞬目、震颤等反应；出生3～7天后听力已相当好，声音可引起呼吸节律改变；1个月时能分辨"吧"和"啪"的声音；3～4个月时头可转向声源（定向反应），听到悦耳声时会微笑；6个月时能区别父母声音，唤其名有应答表示；7～9个月时能确定声源，区别语言的意义；1岁时能听懂自己的名字；2岁时能区别不同高低的声音，听懂简单吩咐；4岁时听觉发育完善。

听感知发育与小儿的语言发育直接相关，有听力障碍的宝宝如果不能在语言发育的关键期内或之前得到确诊和干预，则可因聋致哑。对婴幼儿可用简单的发声工具或听力器进行听力筛查测试，对年长且已能配合者可用秒表、音叉或测听器测试。如果要精确了解听力情况，可检测其脑干听觉诱发电位。

问题6：怎样促进新生儿的听觉发育？

给宝宝听轻柔舒缓、抒情优美的音乐（如古典音乐），声音过大、音调过高时新生儿会将头转离声源，甚至以哭表示拒绝干扰。

促进小儿听觉的音响玩具有沙锤、八音盒、拨浪鼓和摇铃等。

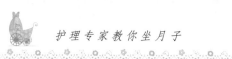

用玩具在距离宝宝耳旁 20 cm 处轻轻摇动，吸引其转头，两只耳朵轮流进行，每次 1 ~ 2 分钟。摇动的声音不宜过响，一侧时间不宜超过 30 秒，因为时间长了宝宝会形成习惯，即不再有反应。

在宝宝耳旁轻轻呼唤宝宝的乳名，吸引其转头。

妈妈抱新生儿的时候最好采用左手抱的姿势，让新生儿尽量靠近妈妈的心脏，以便宝宝能清晰地听到妈妈的心跳声，因为这是他（她）最爱听并熟悉的声音。

有些大人总怕声音大了会惊吓到新生儿，所以走路、说话、做事都尽可能不发出声响，让新生儿生活在一个非常安静的环境里。其实，这样反而不利于新生儿的听觉发育。家人正常活动产生的各种声响，如关开门声、说话声、水声等，都会刺激新生儿的听觉，促进其听觉发育。

问题 7：怎样护理宝宝的耳朵？

1. 保护好耳道

洗脸、洗头时注意不要让水流入耳道，万一进水了要用消毒棉签蘸干。新生儿吃奶后尽量侧睡，以防止吐出的奶液流入耳道。

2. 外耳道炎的护理

头面部湿疹的新生儿易发生外耳道炎，应将新生儿的外耳道清洗干净，用干的消毒棉签将湿疹膏轻轻涂在外耳道内。

3. 中耳炎的护理

有中耳炎的患儿，一般耳道有分泌物，在滴进药水前务必先将分泌物清洁干净，然后将宝宝的患耳朝上，左手将患耳耳壳向后下方牵引，使耳道变直，然后再滴入药水。

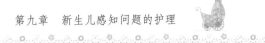

问题8：宝宝的味觉和嗅觉是怎样发育的？

宝宝出生时味觉和嗅觉已发育完善。新生儿对不同味道如甜、酸、苦等可产生不同的反应，比如闻到乳香会寻找乳头；3～4个月的婴儿能区别好闻和难闻的气味；4～5个月的婴儿对食物味道的轻微改变已很敏感，故应适时添加各类辅食，使之习惯不同味道的食物。

问题9：怎样促进新生儿的味觉和嗅觉发育？

烧饭或吃饭时，让宝宝闻闻饭香。

天气好时，把宝宝抱到花园里，让宝宝闻闻花香。

食物要不断变换，避免单一化，要让宝宝得到充分的味觉刺激。宝宝出生后第一个给予他（她）味觉刺激的是母乳或代乳品，如果不给予其他的味觉刺激，会引起偏食、挑食。所以，应当在宝宝一个半月时适当喂些橘子汁，3月左右时可以用筷子蘸些菜汤让其尝尝味道。

随着成长，宝宝也会乐于接受从未体验过的食品及其味道，不容易发生挑食、偏食，从而促进味觉的发育。

问题10：怎样护理宝宝的鼻部？

宝宝的鼻部护理主要是新生儿鼻屎的处理。

新生儿鼻孔较小，产生鼻屎后，大人千万不能去抠和掏，因为新生儿几乎没有下鼻道，掏鼻屎时很可能掏不出来，反而将鼻屎捅

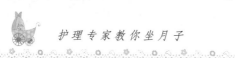

进鼻咽管或气管，引发严重后果。

正确的鼻部护理方法是：往新生儿的鼻孔里滴一滴植物油，几秒钟后将宝宝的头抬高，鼻屎就会自己滑出来。

问题11：怎样护理宝宝的口腔？

新生儿的口腔黏膜非常娇嫩，血管丰富，唾液分泌少，容易破溃感染。奶瓶和奶嘴消毒不严格容易引起鹅口疮。

喂奶前要洗手。

母乳妈妈要保持乳头的清洁，每次喂奶前必须用温水清洗乳头和乳房。

奶瓶、奶嘴及时清洗消毒。

"马牙"是指新生儿的口腔内上颚中线旁及牙龈边缘上常常可见的黄白色小点，有芝麻粒大小，是胚胎发育过程中上皮细胞堆积或黏液腺潴留、肿胀所致，称为上皮细胞珠，俗称"马牙"。在出生后数周可自行消退，不需处理。不要有"挑马牙"这样的不良行为，否则容易损伤宝宝的口腔黏膜，使细菌入血。

问题12：宝宝的皮肤感觉是怎样发育的？

宝宝的皮肤感觉包括触觉、痛觉、温度觉和深感觉。

1. 触觉

触觉是引起某些反应的基础，新生儿的触觉已很灵敏，以眼、口周、手掌、足底等部位最为敏感，触之即有瞬眼、张口、缩回手足等反应，而前臂、大腿、躯干部触觉则相对较迟钝。

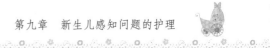

2. 痛觉

新生儿已有痛觉，但较迟钝，疼痛刺激后出现泛化的现象，第二个月起才逐渐改善。

3. 温度觉

新生儿的温度觉很灵敏，对冷的刺激比对热的刺激更能作出明显的反应，如出生时离开母体环境、温度骤降就啼哭等。

4. 深感觉

2~3岁的小宝宝通过接触能区分物体的软、硬、冷、热等属性。5岁时能分辨体积相同而重量不同的物体。

问题13：怎样促进新生儿的触觉发育？

人的触觉器官是最大的，全身皮肤都有灵敏的触觉。实际上，胎儿在子宫里已有触觉，习惯于被紧紧包裹在子宫内的胎儿，出生后喜欢紧贴着身体的温暖环境。新生儿的触觉已很灵敏，以眼、口周、手掌、足底等部位最为敏感。当你怀抱着新生儿时，他（她）喜欢紧贴着你的身体，依偎着你。

可以通过以下方式来促进宝宝的触觉发育：

父母要经常爱抚宝宝，与小家伙肌肤接触的过程，就是传递爱的过程，不仅可以增进亲子关系，还能够让宝宝更有安全感。

将容易让宝宝握住的玩具如拨浪鼓、小积木、摇铃等放在宝宝身边，鼓励宝宝自己去抓，或者让宝宝紧紧握住大人的手指，让宝宝获得更多的触觉经验。

问题14：新生儿对温度敏感，睡觉和洗澡时的环境温度以多少度为宜？洗澡的水温又该如何设置呢？

新生儿房间应阳光充足，通风良好，温湿度适宜。有条件者室内温度宜保持在 22 ~ 24 ℃。如果是早产儿，室温宜维持在 24 ~ 26 ℃，湿度在 55% ~ 65%。

洗澡时可将室温提高到 25 ~ 28 ℃，可以用空调，也可以用电暖器，注意关好门窗，不要有对流风。水温以 40 ℃ 为佳，可以用婴儿洗澡专用的温度计测试。如果没有温度计，也可以用手腕测试，感觉温暖不烫即可。

问题15：如果室温或水温控制得不好，会导致什么情况发生？

若室温或水温过低，新生儿容易发生新生儿寒冷损伤综合征；若过高，则会发生婴儿焐热综合征。

1. 新生儿寒冷损伤综合征

简称新生儿冷伤，主要由受寒引起，其临床特征是低体温和多器官功能损伤，严重者出现皮肤及皮下脂肪变硬和水肿，此时又称新生儿硬肿症。

新生儿体温调节与皮下脂肪组成主要有以下特点：

（1）新生儿体温调节中枢发育不成熟。

（2）新生儿皮肤表面积相对较大，血流丰富，易于失热。

（3）新生儿能量贮备少，产热不足，尤以早产儿、低出生体重

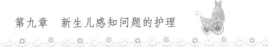

儿和小于胎龄儿为明显。

（4）新生儿以棕色脂肪组织的化学产热方式为主，缺乏寒战等物理产热方式。因此，新生儿期易发生低体温。

（5）新生儿皮下脂肪组织的饱和脂肪酸比不饱和脂肪酸多，前者融点高，当受寒或其他原因引起体温降低时，皮脂容易发生硬化，出现硬肿症。

2. 新生儿焐热综合征

婴儿焐热综合征是由于焐热过久或保暖过度，导致婴儿缺氧、高热、大汗、脱水甚至发生昏迷和呼吸循环衰竭的临床症候群，严重者还会发生多器官功能衰竭。此病主要好发于冬春季节，农村发病率较高，以新生儿尤为多见。由于天气寒冷，不少家长喜欢把孩子包裹得过紧，被子盖得过严过厚。这样焐热过久，影响机体散热，体温会急剧上升，出汗增多，患儿长时间处于高热状态，各个脏器代谢加快，末梢血管代偿性扩张，致使机体代谢亢进，增加患儿耗氧量；加之宝宝被困在被窝里，不能呼吸新鲜空气，导致长时间缺氧，而小婴儿尤其是新生儿不会表达，无法挣脱这种"焐热"的环境。该病起病急，病情重，病死率高，一定要注意避免。

问题16：如何预防和处理新生儿寒冷损伤综合征？

1. 预防

（1）评估并确定危险因素。比如出生在冬、春等寒冷季节的新生儿、早产新生儿、感染和窒息的新生儿容易发病，应该特别注意保暖并监测体温。

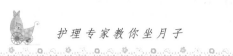

（2）新生儿家长应加强护理，注意保暖，保持适宜的环境温度和湿度，鼓励母乳喂养，保证足够的热量。

2. 处理

（1）有条件者裹好孩子做好保暖工作就应立刻送往医院，严重者须在新生儿暖箱中复温。无条件者，可用母亲怀抱、温水浴、热水袋、电热毯等方式复温，但要防止烫伤。

（2）在家复温者必须注意合理喂养，保证足够的热量，以利于体温恢复。

（3）注意预防感染，消毒隔离。经常更换宝宝的体位，防止体位性水肿和坠积性肺炎。加强皮肤护理，避免皮肤破损引起感染。

问题 17：怎样预防和处理新生儿焐热综合证？

1. 预防

（1）评估并确定危险因素

出生在冬、春等寒冷季节的新生儿容易发病，农村发病率较高，必须注意监测体温。

（2）预防措施

① 新生儿家长应根据季节、室内温度确定新生儿是否在活动，并适当为其增减衣服。那么穿多少衣服合适呢？一般来说，平时新生儿参照成人添减衣服即可，外出或者安静睡眠时可适当增加衣物或盖被。

② 一般新生儿自带从母体中获得的免疫因子，不容易生病。如果新生儿发烧，千万不要继续焐着，要解开包被散热，否则很容易

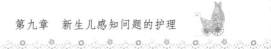

得焐热综合征。

2. 处理

（1）降温散热

迅速打开宝宝身上包裹的包被散热，并且进行物理降温，比如温水擦身或者沐浴，头部放置降温冰袋等。沐浴后要更换干净衣服，防止感冒病情恶化。

要及时多次测量体温，把体温控制在 38 ℃以下，防止高热惊厥，减少大脑氧的消耗量。

注意：尽量不要使用发汗药物，以免因大量出汗而加重病情，造成虚脱。

新生儿禁用酒精擦浴，以免因体温骤降或体温不升导致硬肿症及其他合并症。

（2）防止高热惊厥

焐热综合征的患儿容易发生惊厥。惊厥发生时应即刻放平卧位，将患儿头偏向一侧并保持呼吸道顺畅。必须有专人守护，防止发生意外。

（3）迅速赶往医院，进行综合治疗与护理

问题 18：新生儿的皮肤娇嫩，怎样给宝宝选择衣物？

新生儿皮肤娇嫩，衣服应以浅色系的全棉品质为主，并且衣服应柔软、宽大、易穿脱。

刚出生的孩子脖子特别短，所以不要购买有领子的衣服，上衣最好是斜襟的，衣服也不要用纽扣，用两条软带系住即可，不能紧

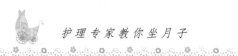

贴皮肤系带，要系在衣服的外面，以免造成皮肤摩擦破溃。

帽子应选用没有带子的，防止发生意外。

新生儿穿的衣物应置于阳光下暴晒，去除异味。挂在室外的衣物应检查确定没有小虫才能给孩子使用，以免孩子被虫子叮咬。

婴儿的衣服应与大人的分开洗，使用婴儿衣物专用清洁剂也要一婴一用，防止交叉感染。

问题 19：新生儿需要做抚触和被动操吗？对感知觉有影响吗？

新生儿是需要做抚触和被动操的。有研究发现，在新生儿出生后24小时即可开始对其进行抚触、被动体操和运动训练，通过对新生儿皮肤的抚触，将触觉的刺激传入神经中枢；同时，运动中目光和语言的交流也可以对新生儿的中枢神经系统形成良性的刺激，促进新生儿神经末梢的生长和中枢神经系统的发育；而新生儿肢体关节的适度活动，可促进其关节、肌肉等组织的发育。

问题 20：怎样进行新生儿抚触？

新生儿抚触可促进宝宝感知觉的发育，具体有以下方法：

将宝宝放在铺着垫子或毛巾的床或台面上，要求室内温度适宜，宝宝穿单衣，家长在洗手后双手涂上润肤油，然后在宝宝俯卧位时抚触其背侧躯干，再改侧卧位抚触其上下肢，最后改仰卧位抚触其腹侧躯干。

按摩的力度要适中，最好在两次喂奶间进行。

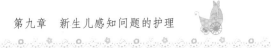

在抚触过程中，注意与宝宝进行目光和语言的交流。

每天抚触 2 次，每次 15 分钟。

问题 21：除了新生儿抚触外，还有哪些运动可以促进新生儿感知觉的发育？

新生儿在 0～1 个月的运动能力是仰卧时能把头转向左右，俯卧位能偶尔抬一下头，竖抱时头能抬立 1～2 秒。因此，宝宝可以在父母的帮助下适当做一些被动运动，如俯卧抬头训练、肢体被动活动等。

1. 俯卧抬头训练

（1）将宝宝俯卧在台面上。

（2）双手托住宝宝腋下，慢慢托他（她）抬头。可根据宝宝的力量逐步减轻上托的力量。

（3）每次练习 1～2 分钟。

2. 肢体被动运动

（1）上肢：双手握住宝宝腕部，先平伸，再屈曲做 4 次两个 8 拍。

（2）下肢：双手握住宝宝踝部，向上弯屈，然后伸展，做 8 次两个 8 拍。注意保护宝宝的关节，动作要轻柔。

问题 22：新生儿怎样表达情绪？

新生儿一出生就有情绪反应，但这种情绪反应更多地与新生儿的生理需要是否获得满足密切相关，是一种由强烈的外界刺激引起的婴儿内脏和肌肉的节律性反应。

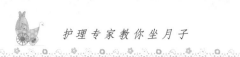

新生儿能表达感兴趣、喜悦、厌恶、痛苦或不适的情绪。他（她）们在表达自己快乐时不是开心地大笑，而是平静地"注视"；当给母乳喂养的新生儿换配方奶时，新生儿会以皱眉、耸鼻等厌恶的表情表示拒绝；宝宝有生理需求比如饿了想吃或者嫌冷嫌热时，就会用哭来表达。

问题23：民间有这样一种说法：不要孩子一哭就去抱。这种说法对吗？

这种说法是不科学的。

大人如果对孩子的哭声置之不理，会让宝宝失去安全感，而且持续的啼哭会使孩子面色发红、全身大汗。孩子不会无缘无故地啼哭，在孩子哭的时候，大人可以一边安抚一边说："宝贝，妈妈来啦。"然后查看是什么原因导致婴儿啼哭。宝宝饿了、冷了、热了、累了、尿布湿了都会哭，有的时候只需要轻轻拍拍宝宝，安抚一下，宝宝就能安静下来。

问题24：新生儿出生时具有哪些反射？

新生儿出生时就具有一些先天性的反射。

1. 觅食反射

用手指轻轻触一触小宝贝的面颊，正常情况下他（她）们会反射性地把头转向被触及的一侧。如果触他们的口唇，他们会噘起小嘴，样子好似小鸟觅食。这就是觅食反射。

2. 拥抱反射

大人可在宝宝仰卧位时轻轻拉起他（她）的双手，使宝宝的身

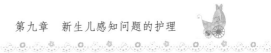

体慢慢抬高，当其肩部略微离开床面时突然松手。这时正常的新生儿会出现两臂外展、伸直，继而内收并向胸前屈曲类似于拥抱的动作，这就是拥抱反射。

注意：这种检查动作要轻柔，千万不能吓到或伤害到宝宝。

3. 握持反射

大人把手指放入小宝贝的手掌中，宝宝会立即握住，这就是握持反射。

4. 交叉伸腿反射

大人可用一只手按住小宝贝的一侧膝关节，另一只手划一下该侧的足底。这时，可见到小宝宝的对侧下肢上缩、伸直，然后内收，触及受刺激的下肢或与之交叉，这就是交叉伸腿反射。

觅食反射、拥抱反射、吸吮反射、握持反射通常在出生后 3 到 6 个月消失，如果消失时间有变化，应警惕病理变化的发生，影响手部精细动作。

（张春旭）

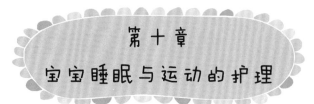

第十章
宝宝睡眠与运动的护理

问题 1: 宝宝神经系统的发育有哪些特点?

一个健康的足月宝宝出生时已具备特有的中枢神经系统生理功能，主要体现在感觉系统、运动系统的发育，使宝宝出生时就具有一定的神经行为能力，如觅食、吸吮等。

问题 2: 宝宝的睡眠分几期? 有哪些特点?

正常的足月宝宝已有觉醒睡眠周期，一般分为 6 个状态: 深睡、浅睡、瞌睡、安静觉醒、活动觉醒和哭。

1. 深睡

宝宝深睡时眼睑闭合，没有眼球运动和躯体自然运动，呼吸规则。

2. 浅睡

宝宝浅睡时眼睑闭合，眼球可在眼睑下快速运动，躯体自然活动少，呼吸不规则（常伴有吸吮动作或肌肉颤动，有时身体像伸懒腰，偶然会发声，脸部常出现表情，如微笑、皱眉或怪相等）。

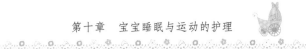

3. 瞌睡

宝宝瞌睡时眼睑可张开也可闭合，眼睑有闪动并有不同程度的躯体运动。

4. 安静觉醒

此时宝宝眼睛睁开，反应机敏，活动少，能集中注意力于刺激的来源。

5. 活动觉醒

此时宝宝眼睛睁开，活动多，不易集中注意力。

6. 哭

宝宝哭闹时活动多，对感性刺激不易作出反应。

问题3：宝宝每天的睡眠时间通常是多久？

宝宝虽然有正常的觉醒睡眠周期，但睡眠结构不同于成人。通常将从安静睡眠到活动睡眠作为一个睡眠周期。宝宝的一个睡眠周期平均为45分钟，活动睡眠和安静睡眠各占一半，每天有18~20个睡眠周期。因此一天中宝宝的睡眠时间可长达14~20小时，平均可达16小时。

问题4：宝宝睡眠时采取哪几种睡姿比较好？

宝宝睡眠时可以仰卧、俯卧或侧卧，但是无论采取何种睡眠姿势，安全问题是首先要考虑的，其次还要考虑给予宝宝持续的身体支持，确保宝宝的头总是处于中线位，以促进宝宝的生长发育。

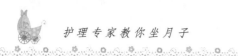

1. 仰卧位

长期以来仰卧位被认为是一种相对安全的睡姿，但对于已经习惯于在妈妈子宫内蜷缩成一团的新生宝宝来说，这种睡姿会使其缺乏安全感。

大人还需关注宝宝仰卧位时舌根后坠可能引发的呼吸道阻塞风险。

溢奶严重的宝宝也有可能发生误吸，从而导致吸入性肺炎。

2. 侧卧位

侧卧位比较接近宝宝在妈妈子宫内的姿势。尤其是早产宝宝侧卧后，其心率、呼吸较为理想，也能降低早产宝宝溢奶及误吸的发生率。

3. 俯卧位

对于早产宝宝而言，俯卧可以改善呼吸、减少呼吸暂停及胃食管反流的发生，并且增加睡眠时间，有利于减少能量消耗。

但须避免长期俯卧姿势对早产宝宝发育的影响，父母要加强看护，宝宝的口鼻部不能被压迫。

问题5：宝宝常见的睡眠障碍有哪些？

宝宝的睡眠障碍是指宝宝在睡眠过程中由于各种因素而影响睡眠的异常表现。

常见的睡眠障碍有睡眠不安、睡眠呼吸暂停、睡眠昼夜节律紊乱、夜惊等。

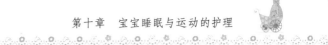

问题 6：导致宝宝睡眠障碍的原因有哪些？

宝宝出生时的孕周、入睡方式、夜间喂养次数、单次喂养量、卧室温湿度、安静程度、变换睡眠地点、母亲是否有慢性疾病等与宝宝的睡眠问题密切相关。家长的照顾行为也与宝宝的睡眠质量密切相关，过度介入宝宝睡眠如拍、抱、摇晃入睡等易使其形成依赖，导致入睡困难，进而干扰宝宝昼夜节律的形成。

问题 7：怎样评价宝宝的睡眠质量？

睡眠质量不仅关系到宝宝的健康发育，更直接影响到早产宝宝生长激素的分泌。

睡眠时间长度与睡眠/觉醒模式是评价宝宝睡眠质量的重要指标，睡眠质量好表现为：

睡眠时间符合宝宝年龄需求（保持在 14～20 小时）。

睡眠时对外界依赖少。

入睡时间短、夜间觉醒次数少，醒后状态良好。

问题 8：促进宝宝睡眠的方法有哪些？

创造安静舒适的睡眠环境，控制好室内温度、湿度及光线，保持空气新鲜。

让宝宝单独睡一张小床，被褥要柔软、厚薄要合适，避免过重、过厚地压在宝宝身上。

不要让宝宝空腹睡觉。喂奶时如果宝宝打瞌睡，可通过触摸宝宝四肢、轻柔地按摩宝宝脸颊或挤压妈妈乳房来唤醒宝宝。

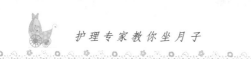

大人不要抱着宝宝睡觉，让宝宝自行入睡更有助于宝宝睡眠/觉醒节律的养成。

家长还可以通过抚触、按摩或播放舒缓的音乐促进宝宝睡眠。

问题 9：早产宝宝的睡眠周期与足月宝宝一样吗？

早产宝宝由于各器官发育不成熟，睡眠觉醒模式具有一定的独特性：出生后早期以睡眠为主，随着月龄的增长 24 小时睡眠时间、白天睡眠时间逐渐减少，夜间睡眠时间逐渐增加，睡眠能力逐渐增强。

睡眠对于早产宝宝尤为重要，父母应对早产宝宝的睡眠给予更多的关注，帮助早产宝宝建立完善的睡眠/觉醒模式，以促进早产宝宝的脑发育。

问题 10：什么是良性新生儿睡眠肌阵挛？

良性新生儿睡眠肌阵挛多见于健康的足月宝宝，是宝宝在睡眠中出现的一种节律性的肌肉抽动，常被误认为惊厥。可出现在睡眠的任何周期，但多发生在安静睡眠时，宝宝有局部或全身性的单侧或双侧快速、短暂的肌阵挛样抖动，唤醒宝宝可终止发作。

问题 11：新生宝宝具有活动能力吗？

宝宝一出生就具备了较强的运动能力，已经开始了活跃的手足运动。宝宝的运动能力，有的属于原始反射，是从妈妈腹中延续的一种本能，会在宝宝出生后期逐渐消失；有的运动则随月龄的增长

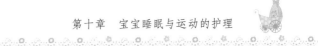

而增强，如抬头、爬行等。

宝宝活动增多能促进呼吸和身体的锻炼，有利于发育。

问题 12：宝宝的运动有规律可循吗？

从表面看，宝宝的手脚运动随意、无意义，实际上有着内在的规律。在每一个宝宝的脑内都存在着一种支配运动的物质，它是神经组织的一部分，也就是我们熟知的"生物钟"。宝宝刚出生时由于分娩过程对其造成的应激，会处于一种无目的的肢体活动状态。随着日龄的增加，宝宝在觉醒不哭时总会有手足运动。

问题 13：不同宝宝的运动能力有差别吗？

每一个宝宝的运动量和运动能力有着个体的差异，一些宝宝活动较多，另一些则较少，宝宝的运动本领会随着月龄增加，并在与父母的不断交往中逐渐发展。

问题 14：宝宝觉醒状态下的运动有何意义？

手足运动是宝宝还不能说话时和父母交流的最好形式。宝宝觉醒状态下的躯体运动，是他邀请父母进行游戏的一种表示。父母热情的谈话，对促进宝宝的运动能力发展、脑发育、心理发展都很有帮助。

问题 15：宝宝出生后的自发运动有哪些？

宝宝的运动功能是神经发育成熟程度的重要检查指标。

宝宝出生后即有自发运动，如肢体大幅度运动，髋、膝均有动作，主动伸展、屈曲，交替性动作等，上下肢均有主动与被动张力，颈肌有一定的张力，俯卧位时下颌可稍离开床面，头可自主地转向一侧，这也可认为是一种"自我保护"的动作；从仰卧到被拉向坐位，宝宝的头可短暂竖立 1 ~ 2 秒。

问题 16：宝宝常见的运动形式有哪些？

宝宝常见的运动形式分为主动运动和被动运动。全身运动是胎儿以及早产宝宝、足月宝宝出生后数月的一种自发性运动模式。

问题 17：宝宝的主动运动形式有哪些？

1. 哭

哭是宝宝的一种情绪宣泄方式，也是宝宝的一种正常运动。在宝宝还不会进行翻身、坐、爬等主动运动的时候，哭就是他们锻炼肺活量的绝好方法，宝宝在哭的过程中就得到了很好的肺部运动。

2. 笑

宝宝一出生即会出现笑，在舒适的睡眠中宝宝能露出自发性的微笑，即使没有外来刺激也会出现。

3. 吸吮

吸吮是宝宝的一种原始反射，出生后即具有。

4. 手足运动

宝宝的手足运动其实是胎儿期运动力的延续。

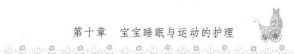

问题 18：宝宝的被动运动形式有哪些？

父母可以让宝宝做一些被动运动，以促进宝宝运动及协调能力的发育。

1. 扩胸运动

将宝宝双臂屈曲于胸前后打开，再平放于其身体两侧。

2. 伸展运动

将宝宝的双臂上举至其头的两侧，慢慢放下至其身体两侧。

3. 屈腿运动

将宝宝的膝关节上抬，屈成90°，再慢慢伸直并拢。

4. 抬腿运动

将宝宝的双腿伸直举至与其身体成90°后慢慢放下。

5. 关节运动

一手握住宝宝的手掌，顺时针方向慢慢转动掌心，再逆时针方向缓缓转动掌心。

6. 翻身

一手扶住宝宝的肩背部，稍稍用点力推宝宝的肩，宝宝就可以翻身成俯卧状，练习抬头30秒～1分钟，然后再转回仰卧位。

问题 19：宝宝为什么会哭闹？

生理或病理原因均可引起宝宝哭闹。如果大人能及时了解宝宝的状况，读懂宝宝的哭闹，并适时给予安抚，不仅能给宝宝带来安全感，也有助于亲子关系的建立。

由于生理性原因哭闹的宝宝一般情况良好，饮食正常，哭声宏

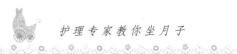

亮，哭闹间隙期面色、精神正常，当消除因素后哭闹即停止。

由于病理性原因哭闹的宝宝哭声不同寻常，有时尖叫，声音嘶哑，常突发性剧哭；有时伴有精神萎靡，面色苍白、呕吐、腹泻等，此时就需要及时去医院进一步查明原因。

问题 20：宝宝常见的哭闹原因有哪些？

1. 生理性原因

（1）饥饿

饥饿是导致宝宝哭闹最常见的原因，此时必须及早识别宝宝饥饿的表现，按需喂哺。

（2）不舒服（冷、热、湿、痒、痛）

宝宝一般都非常敏感，如果尿布湿了未及时更换就会以哭闹的形式向父母表达。由于宝宝的体温调节中枢发育尚不成熟，如果遇到太热或太冷等温差大的环境，宝宝难以适应也会哭闹。大人常担心宝宝着凉，给宝宝穿太多衣服，由此导致宝宝的不适而引起哭闹。针对上述情况，大人及时更换宝宝的尿不湿，保持适宜的环境温湿度。

（3）不良环境刺激

周围环境太吵、光线太刺激、蚊虫叮咬等不良环境刺激也会引起宝宝的哭闹。父母必须观察宝宝的特质，了解他对周围人和事物的耐受性、敏感度等，营造适合宝宝的环境氛围。

2. 心理性原因

宝宝也有自己的心理和情感需求，即使身体感觉很舒服，心里也可能闹别扭，借由哭泣来寻求父母的拥抱或呵护，这也是一种撒

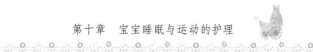

娇的表现。父母可以多陪宝宝玩耍，消除他（她）的寂寞感，经常拍拍、抱抱宝宝，亲切地小声说话安抚宝宝，使宝宝尽快适应新的环境。

3. 病理性原因

如果宝宝的哭声比较尖锐、短促，持续时间比较长，并伴随着握拳蹬腿、烦躁不安等状况，而且父母给予的生理照顾和心理慰藉都不能使其停止哭闹，那就有可能出现了病理性状况，可能是宝宝的呼吸系统、消化系统、泌尿系统甚至神经系统出现了问题，如鼻塞、发烧、疼痛等。一旦出现类似哭闹信号，应立即寻求医疗帮助。

（冯世萍）

第十一章
特殊问题的护理

问题1：什么是新生儿黄疸？

医学上把未满月（出生28天内）新生儿的黄疸称为新生儿黄疸。具体是指新生儿时期由于胆红素代谢异常引起血中胆红素水平升高，而出现的以皮肤、黏膜及巩膜黄染为特征的病症，是新生儿中最常见的临床问题。

本病有生理性和病理性之分。生理性黄疸在出生后2～3天出现，4～6天达到高峰，7～10天消退。早产儿生理性黄疸比足月儿多见，可略延迟1～2天出现，黄疸程度较重，持续时间较长，消退也较迟，可延至2～4周。除有轻微食欲不振外，无其他临床症状。若出生后24小时即出现黄疸，且持续时间长，足月儿＞2周，早产儿＞4周仍不退，甚至继续加深加重，或消退后重复出现，或出生后一周至数周内才开始出现黄疸，均为病理性黄疸。

1. 新生儿黄疸的预后

黄疸在全身的出现顺序为先头后足，生理性黄疸的新生儿一般情况良好，具有自限性，不需治疗，愈后良好。如果黄疸出现过早或消失过迟，或黄疸程度过重，或逐渐减轻后又加重，婴儿有精神

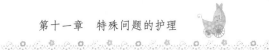

不佳、吸奶少或拒奶等临床症状，可判断为病理性黄疸。

2. 判断新生儿黄疸的程度

（1）观察宝宝皮肤黄染的程度

宝爸宝妈可以在自然光线下观察宝宝皮肤黄染的程度，如果仅仅是面部黄染，则为轻度黄疸；若躯干部皮肤黄染，则为中度黄疸；如果四肢和手足心也出现黄染，则为重度黄疸。

（2）观察大便颜色

如果大便呈陶土色，应考虑病理性黄疸，多由先天性胆道畸形所致。如果黄疸程度较重、出现伴随症状或大便颜色异常，应及时去医院就诊，以免耽误治疗。

3. 新生儿黄疸的护理方法

（1）喝白开水

每天早晚给宝宝喂白开水，可以使宝宝在排尿的同时排掉体内的黄疸。如果喝配方奶粉，则应在两餐之间加喂水。

（2）喝葡萄糖

发现新生儿黄疸指数很高时，可以给宝宝喂点葡萄糖水。把葡萄糖加入水中，喂给宝宝喝就可以了。

（3）晒太阳

可在每天早上 10 点左右阳光不是很厉害的时候，让宝宝晒太阳。喂奶半小时后将尿布敞开，让宝宝俯卧在大人腿上，尽量多晒宝宝脂肪多的地方，注意保护宝宝的眼睛。另外，注意给宝宝保暖。

（4）停止母乳

如果以上方法都无效，可以尝试停止喂养母乳 2~3 天。导致黄疸高的原因可能是母乳，此时可改用配方奶。待黄疸指数下降，黄疸减轻后，可以继续喂母乳。

问题 2：什么是新生儿胎粪？

胎粪由胎儿期的肠黏膜分泌物、胆汁及咽下的羊水组成，呈墨绿色。新生儿一般于出生后 24 小时内开始排出黏稠、墨绿色的胎粪，通常在出生后 2~3 天排清。

有的新生儿胎粪排出迟缓，这会使黄疸加重。

如果小儿出生后 24 小时内无胎粪排出，应考虑是否有消化道畸形。

如果宝宝已排出胎粪，但 5 天尚未排完，可能与进食少有关，建议加强喂养，必要时到医院就诊，排除病理因素。

问题 3：什么是新生儿红斑？

新生儿红斑一般指新生儿中毒性红斑，又称新生儿荨麻疹、新生儿过敏性红斑、新生儿红斑，为新生儿常见疾病，是一种病因不明，发生在出生后 2 周内，以红斑、丘疹和脓疱为特征的短暂性皮肤病。多数在出生后 4 天内发病，少数出生时即有，最迟约 2 周。皮损有红斑、丘疹、风团和脓疱。有些可先有弥漫性红斑，随后出现有坚实的基底红晕的 1~3 mm 淡黄或白色丘疹和脓疱，散在性分布，偶有融合。除掌跖外，可发生于任何部位，但好发于臀、背、肩等受压处，数目或多或少。皮损可在数小时后退去，不久又重新发出，无其他全身症状，经过 7~10 天自愈。

轻-中度新生儿红斑无须特殊治疗，应注意皮肤清洁。重度新生儿红斑，可外用药物如炉甘石、儿肤康搽剂等。如果合并有感染倾

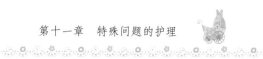

向，应至医院就诊。本病有自限性，且无严重并发症，不需隔离。

 问题 4：新生儿有脂溢性皮炎怎么办？

1. 新生儿脂溢性皮炎

新生儿脂溢性皮炎亦是新生儿常见皮疹，特征性皮疹为红斑和油腻性鳞屑，人们常称这种皮疹为"乳痂"。常见于头皮部位，亦可见于颜面、耳、颈部。

2. 新生儿脂溢性皮炎清洗注意事项

（1）动作要轻柔，头皮上的痂状物不要用手指去硬抠，更不要用梳子硬刮，以免损伤头皮而引起感染。

（2）可以用清洁植物油涂在头皮的表面，不要立即将油洗掉，滞留数小时后，皮屑就会被植物油泡软自然脱落，然后再用温水或婴儿沐浴液洗净头部油污。

（3）洗头时注意不要让水流到宝宝的眼睛及耳朵里，洗完头后用柔软的毛巾轻轻擦干宝宝头上的水，不要让宝宝对着风口吹。如果天气冷，可在洗头后给小宝宝戴上小帽子或用毛巾遮盖头部，防止宝宝受凉。

 问题 5：什么是新生儿粟丘疹？

新生儿的鼻尖、鼻翼及颊部等处常有针尖大小的黄白色点，非脓疱，这就是新生儿粟丘疹。它由未发育的皮脂腺生成，好发于眼周为主的颜面，亦可见于躯干、四肢、生殖器部位，散在分布，呈白色或黄色坚实丘疹，表面光滑，3～4 周后消退，组织病理显示表皮样囊肿。

本病为良性病变，一般无自觉症状，通常不需治疗。

问题 6：新生的小宝宝脱皮怎么办？

几乎所有的新生儿都会脱皮，不论是轻微的皮屑还是像蛇一样的蜕皮，只要宝宝的饮食和睡眠没问题就是正常现象。脱皮是因为新生儿皮肤最上层的角质层发育不完全，容易脱落。此外，新生儿连接表皮和真皮的基底膜并不发达，表皮和真皮的连接不够紧密，这也增加了表皮脱落的可能。

新手爸妈莫惊慌，这种脱皮现象在宝宝的全身部位都有可能出现，但以四肢和耳后较为明显，只要在洗澡时使其自然脱落即可，无须特别采取保护措施或强行将脱皮撕下。若脱皮合并红肿或水泡等其他症状，则可能为病征，需要到医院就诊。

问题 7：什么是新生儿乳腺肿大？

新生儿出生后 3 ~ 5 天，有的会出现乳房肿大，通常为双侧对称性肿大，大小不等，有时还会分泌出少量奶汁，数量从数滴至 1 ~ 2 mL 不等。一般在生后 8 ~ 18 天时最明显，2 ~ 3 周后自然消失，少数也可能要持续 1 个月左右才消失。这是正常的生理现象，医学上称为生理性乳腺肿大，且不分女婴男婴。

新手爸妈往往对此感到不安：新生小宝宝为什么会出现这种乳腺肿大的现象呢？这是因为，孩子刚出生时，体内都有一定数量来自母体的雌激素、孕激素和催乳激素，而雌激素和孕激素在一定程度上起着抑制催乳激素的作用。母亲在妊娠末期，雌激素和孕激素可通过胎盘传给胎儿，使其乳腺肿大。新生儿离开母体后，体内的

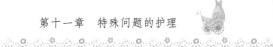

雌激素和孕激素很快消失，但催乳激素却能维持较长时间，且又失去了被抑制的因素，于是就促使新生儿分泌出一些乳汁。

新生小宝宝生理性乳腺肿大一般不需要治疗，大人千万不要用手去挤或搓揉，以免挤伤乳腺组织和引起继发感染。

如果发现肿大的乳腺不对称，一大一小，局部发红发热，甚至抚摸时有波动的感觉，新生小宝宝又有哭闹不安等不适表现，很可能是化脓性乳腺炎，应及时请医生诊治。

问题 8：新生小宝宝频繁打嗝怎么办？

新生儿以腹式呼吸为主，膈肌是婴儿呼吸肌的一部分。当宝宝吃奶过快或吸入冷空气时，植物神经受到刺激，从而使膈肌发生突然收缩，引起迅速吸气并发出"嗝"的声音。当小宝宝有节律地发出此种声音时，就是婴儿打嗝。

1. 治疗打嗝的方法

（1）将宝宝抱起，轻拍其背，喂点温开水，然后用手刺激足底（可稍微捏一下，不要太用力）使其啼哭，以终止膈肌的突然收缩。等哭了几声后，打嗝即会自然消失。

（2）如果只是轻微的打嗝，可用指尖在宝宝的唇边或耳边轻轻地挠痒，唇边的神经比较敏感，挠痒可以使其神经放松，打嗝也就随之消失了。注意：挠痒时指甲不要太长，以免划伤宝宝娇嫩的肌肤。

（3）如果宝宝打嗝时发出不消化的酸腐异味，说明宝宝消化不好，所以容易打嗝。可轻柔按摩其腹部，帮助其消食健胃通气，宝宝消化正常后打嗝就会自然停止。

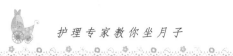

（4）如果平时小宝宝没有其他疾病而突然打嗝，嗝声高亢有力而连续，很可能是受凉了，注意保暖，慢慢地打嗝就会消失。

（5）新生小宝宝发生打嗝时，为了避免其产生急躁情绪，可以用玩具逗哄或播放轻柔的音乐转移其注意力，这样能逐渐减少打嗝的频率。

2. 注意事项

（1）给宝宝喂奶时妈妈要保持正确的姿势。对于吃母乳的新生小宝宝，如果母乳很充足，喂养时应避免使乳汁流得过快。

（2）如果小宝宝打嗝时间较长或发作频繁，一定要去正规医院进行检查，看看是不是有其他原因。

问题 9：什么是新生儿脱水热？怎样预防？

1. 新生儿脱水热

当新生小宝宝呼吸、皮肤及大小便失去的水分超过了喂哺所得的液体量时，即可发生脱水热。天气干燥与炎热，或室温过高、保暖过度，均可使新生儿体内水分丢失过多，如果补充供给不足，即可导致发热。

新生儿脱水热多发生于出生后 2～4 天，可表现为烦躁不安及啼哭，但一般情况尚可。无感染中毒症状，体温可突然升高，有时可达 39～40 ℃，体重可下降，前囟稍凹陷，口唇黏膜干燥，皮肤弹性较差，尿量减少，查体及实验室检查未发现其他疾病，供给足量水分后体温迅速下降。

2. 预防措施

（1）将室温保持在 22～28 ℃。

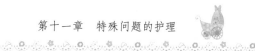

（2）不要给孩子穿得太多、太厚。

（3）如果母乳不多，两次喂奶之间最好加喂 20 ~ 30 mL 温开水或浓度为 5% 的葡萄糖。

问题 10：新生小宝宝惊跳怎么办？

多数宝宝睡觉时处在浅睡眠状态，声音、光亮、震动及体位改变都会使其出现惊跳。当宝宝在睡眠时发生这种没有规律的、全身性的、短暂的、不协调的抖动现象时，家长不必紧张，不是宝宝受惊吓了，而是一种正常的生理性反应。主要是因为新生儿神经系统发育尚不完善，大脑皮层发育不成熟，中枢神经细胞兴奋性较高、受刺激容易引起兴奋。随着宝宝的不断发育，身体内部的各个系统会逐渐完善，也会慢慢地能有意识地面对各种情况，四肢惊跳的现象也会逐渐减少。

可以这样应对小宝宝惊跳：当新生儿出现惊跳时，大人用手轻轻安抚宝宝身体或双手，让宝宝产生一种安全感，这样做有助于使宝宝安静下来。

宝妈完全可以放心，新生儿惊跳对宝宝的脑部发育并没有影响。

问题 11：新生小宝宝吐奶怎么办？

吐奶是婴儿常见的现象，主要有两方面的原因：一是全身性或胃肠道疾病时的一个症状；二是婴儿胃肠道的解剖生理特点造成小宝宝容易发生吐奶。总的来看，第二种原因引起的吐奶比较常见。

首先要弄清楚宝宝是吐奶还是溢奶，这两者的含义不同，原因

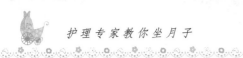

和处理方法也不一样。通常吐奶的量比较多，可发生在喂奶后不久或半小时以后，吐奶前孩子有张口伸脖、痛苦难受的表情。溢奶则量少，多发生在刚吃完奶时，一般吐出一两口奶即止。

由口腔吃进去的奶，先经过一条管道叫食管，然后再进入胃内。胃有两个门，一个是与食管相连接的叫贲门，即胃的入口；另一个是与肠道相接的叫幽门，即胃的出口。婴幼儿食管肌肉的张力较低，容易引起扩张，蠕动也比较慢，故而食物容易淤积。贲门比较松弛，关闭不紧，易被食物冲开。当胃内食物稍多时，可以冲开贲门而倒流回食管。幽门关闭较紧，容易受食物的刺激而发生痉挛，使出口阻力更大，食物通过缓慢或难以通过，食物则由幽门处反流到贲门处，破门而出。

新生儿的胃部从正面看是横躺着的，呈不稳定状态，而贲门（胃部入口）又比较松。也就是说，大人吃饭时，在食物进入胃部后，贲门会通过收缩来防止食物逆流回食道；但由于婴儿的胃贲门还不能很好地收缩，进入胃部的奶汁等就比较容易流回食道。另外，与大人相比，新生儿的喉头位置要高一些，再加上他们含乳头的方式比较笨拙，吃奶时空气容易与奶汁一起被吸入胃部，所以当孩子打嗝或身体晃动时，就比较容易吐奶。

如果孩子只是偶尔吐奶，精神也很好，不一定是有病。但如果连续吐，而且每次喂奶时都吐，应注意观察孩子是否发热、大便情况如何、精神有无改变等，可能胃肠道本身有问题，也可能其他系统有病变存在，应带孩子去医院检查。

溢奶多半是由于婴儿在吃奶时吸进了空气。空气进入胃后，因气体较液体轻而位于上方，容易冲开贲门而出，同时也会带出一些

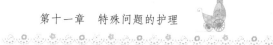

乳汁，这样就引起溢奶。所以，新妈妈喂奶时要让宝宝的嘴裹住整个奶头，不要留有空隙，以防空气乘虚而入。用奶瓶喂时，还应让奶汁完全充满奶头，不要怕奶太冲而只到奶头的一半，以免吸进空气。喂完奶后，最好让孩子趴在大人肩上，用手轻拍孩子背部，使宝宝吸进去的空气跑出来。喂完奶后，抱起和放下孩子的动作要轻，活动幅度要小些。摇晃太厉害，容易引起宝宝溢奶或吐奶。溢奶时的量一般较少，对宝宝的生长发育不会有多大影响。随着月龄的增长，会自然消失。

注意：如果吐奶严重或除了吐奶外还有其他症状，则要考虑并非正常的生理性溢奶，而是病理性呕吐，要及时去看医生，以免耽误治疗或错过手术机会。

问题 12：新生小宝宝为什么会下巴抖动？

新生儿神经系统尚未发育完善，抑制功能较差，故常有下巴不自主的抖动。这不是病态，家长不必紧张。但在冬天家长应做好小宝宝的保暖工作，如有不正常的体温变化，则要考虑疾病因素。

问题 13：小宝宝为什么会呼吸不稳定、嗓子发响？

通常初生宝宝的呼吸都不那么稳定，有时候呼吸会不规则。出生 2 ~ 3 天的宝宝，每分钟呼吸的次数为 20 ~ 30 次。

由于婴儿的喉头很软，呼吸时喉头的一部分会变形，变窄的那部分在有空气通过时就会发出种种声音。

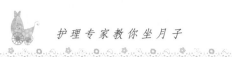

问题 14：新生小宝宝鼻子堵塞怎么办？

1. 新生儿鼻子堵塞

新生儿发生鼻子堵塞是因为新生儿的鼻黏膜柔软而又富含血管，遇到轻微的感冒就容易充血、水肿，使原本狭窄的鼻腔更加狭窄和闭塞；不断出现的鼻腔分泌物也是导致鼻阻塞的常见原因。

2. 新生儿鼻子堵塞的处理办法

（1）若是鼻黏膜充血、水肿引起的，可用 0.5% 麻黄素溶液滴鼻，每侧鼻孔滴一滴药，两个鼻孔点药的间隔时间为 3～5 分钟。一般可在睡觉前或喂奶前滴药。但须注意的是，滴药时应使小儿头部略为后倾，以保证药液能完全滴入鼻腔而发挥作用。

（2）如果是由于鼻腔分泌物造成的阻塞，可用棉棍将分泌物轻轻地卷拨出来。若是干性分泌物，应先涂些软膏或眼药膏，在其变得松软或不再粘附在黏膜上时，再用棉棍将其小心翼翼地拨出；或用棉花毛刺激新生儿鼻黏膜引起打喷嚏来促使排出鼻腔分泌物，从而达到鼻腔通畅的目的。

问题 15：怎样护理女宝宝的会阴？

1. 白带

新生女宝宝阴道口内往往有乳白色分泌物渗出，如同成年女性的白带。这是母体雌激素、黄体酮通过胎盘进入胎儿体内，使胎儿子宫腺体分泌物增加所致。女宝宝出生后阴道黏液及角化上皮脱落，也就成为"白带"。

新生女宝宝白带一般不需要处理，只要揩去分泌物就可以了，

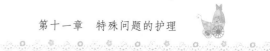

持续几天后会自行消失。如果长时间不消失，或白带性质有改变，应及时看医生，排除阴道炎的可能。

2. 阴道出血

女宝宝在出生一周左右，阴道可能会流出少量血样黏液，时间可持续两周。这就是新生儿假月经，是正常生理现象，不需做任何处理。

给假月经女宝宝洗澡时不要用盆浴，要淋浴或用流动水清洗外阴。血性分泌物较多时，应及时看医生，排除凝血功能障碍或出血性疾病的可能性。

3. 乳头凹陷

女宝宝乳头凹陷是常见现象。据调查，现在新生女宝宝中有45%有乳头凹陷。但在成年女性中乳头凹陷的只有7%，而且大部分还可通过吸吮和牵拉改变凹陷。

民间有给刚出生的女宝宝挤乳头的习惯，目的是防乳头凹陷，这是没有科学道理的。挤压新生儿乳房，不但不会改变乳头凹陷，还会损伤乳腺管，引起乳腺炎，严重者会引发败血症，危及婴儿生命。

4. 阴唇粘连

阴唇粘连是指女宝宝小阴唇之间、大阴唇之间、大阴唇与小阴唇之间发生粘连。小阴唇粘连则形成假性阴道闭锁。

造成阴唇粘连的原因是，女宝宝外阴和阴道上皮薄，阴道的酸碱度较低，抗感染能力差，如果不注意局部卫生，会发生外阴炎，如果外阴炎并发溃疡，小阴唇表皮脱落，加上女宝宝外阴皮下脂肪丰富，会使阴唇处于闭合状态，从而形成假性阴道闭锁。

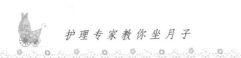

问题16：什么是马牙？

新生儿齿龈边缘或上腭中线附近常会有乳白色的颗粒，乍看起来像长出的牙齿，俗称"板牙"或"马牙"，实际上这是上皮细胞堆积形成的。

如果小宝宝有了马牙，宝爸宝妈莫惊慌，一般经两周左右即可自行吸收或脱落，不必治疗。

注意： 千万不能用针去挑或用布擦马牙，以免损伤小宝宝的口腔黏膜，引起感染。

问题17：新生小宝宝发生体温波动怎么办？

新生儿体温调节中枢尚未完善，调节功能差，体温不易稳定。受凉时，新生儿没有颤抖反应，只是依赖一种被称为棕色脂肪的物质产热。新生儿的体表面积按体重比例计算比较大，皮下脂肪又薄，很容易散热，从而造成体温过高。而如果盖得过多，又未补充足够的水分，新生儿的体温也会升高。

要保持新生儿体温正常，就应让新生儿处在温度适宜的环境中，夏季要通风，多饮水；冬季要注意保暖。

问题18：新生小宝宝喉鸣是怎么回事？

有的新生儿在吸气时喉中会伴有笛音那样的高调音，呼气时就听不见了。宝宝哭闹、急着吃奶时，高调音明显，睡着后就减轻了。这就是新生儿喉鸣，也称喉喘鸣。新生儿喉鸣在小宝宝刚生下来时还不明显，出生后数周可能会变得越发明显。

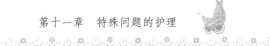

小宝宝出现喉鸣时，宝爸宝妈莫惊慌，这主要是由于新生儿喉软骨发育还不够完善，喉软骨软化所致，一般在 6 月龄到周岁期间会自行消失。

问题 19：新生小宝宝眼白出血是怎么回事？

头位顺产的新生儿，由于娩出的时候受到妈妈产道的挤压，视网膜和眼结合膜会发生少量出血，俗称眼白出血。

这种情况一般无须处理，几天以后自然就好了。

问题 20：新生儿脱发正常吗？

有些新生儿出生的时候头发很好、很黑，但过些日子有的地方会脱发，这不是病态，属正常现象，俗称"奶秃"。随着孩子的逐渐长大，头发也会越长越好的。不过，造成新生儿脱发的原因目前尚不清楚。

问题 21：怎样对小宝宝进行皮肤、五官等的护理？

1. 皮肤的护理

新生儿不需要肥皂。肥皂是一种脱脂剂，而婴儿的皮肤很娇嫩，需要保留所有的天然油脂，所以 6 个星期前只能用水洗。6 个星期后，可以用宝爸宝妈选择的任何一种肥皂。

在小宝宝能使用肥皂后，大人一定要用沾有肥皂的手指好好地擦洗小宝宝身体上的所有褶皱，然后再冲洗干净。

一定要将小宝宝的皮肤彻底揩干，因为褶皱部分潮湿非常容易引发炎症。

绝不要使用爽身粉。

2. 眼睛的护理

给婴儿清洗眼部的时候，先把几个棉球在湿水里沾湿，再挤干水分，擦每一只闭上的眼睛时都要换一个新的棉球，而且要从内眼角向外眼角擦。

3 鼻子和耳朵的护理

鼻子和耳朵是具有自净功能的器官，所以不要试图往里面塞什么东西或者以任何方式干扰它们。往鼻孔或者耳朵里塞棉球大小的东西只会把原来就在那儿的东西推到更里面。

让鼻子或耳朵里面的东西自然掉出来的办法有好得多。除非有医生的指导，否则绝不要往婴儿的耳朵或者鼻子里点药。即使你看到了耳垢，也不要试图从宝宝的耳朵里往外掏。耳垢是外耳道里皮肤的天然分泌物，它不仅抗菌，还能防止灰尘和细小的砂石靠近耳鼓。有的婴儿的耳垢比别的婴儿多，但是如果掏出来，只能使小宝宝的耳朵分泌出更多的耳垢，何况掏耳垢有可能使耳朵发炎，所以不要管它。如果宝爸宝妈对此感到有些担心，可以咨询医生。

4. 胎垢

新生儿出生后不久，在头顶的前囟门部位会出现黑色鳞片状融合在一起的硬痂，不易去掉，这被称为"胎垢"。它是由皮脂腺分泌的油脂类物质堆集而成，一般不痒，对孩子的健康无任何影响。但由于看上去很脏，而且宝宝亦可能会感到不舒适，因此，应该将其去掉。

最好的去胎垢方法是，用消毒过的植物油或石蜡油局部涂擦后

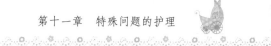

包好，让胎垢充分软化，一般在 12 小时以后即可用纱布轻而易举地将胎垢擦掉，这样既不会对皮肤产生任何不良的刺激，亦不会擦伤皮肤。

5. 痱子

在炎热的夏天，小宝宝由于天热及大哭，出汗较多，加上皮肤细嫩，常易生痱子，而痱子可形成小脓疱，甚至导致败血症而危及生命，所以，应预防痱子的发生。具体的预防方法有：

（1）炎热的夏天应避免新生儿大哭，应该让宝宝在凉爽的环境里，以防出大汗。

（2）用温热水及小儿专用香皂给宝宝洗澡。擦干皮肤后，再扑上少许婴儿爽身粉，以保持皮肤干燥。

（3）如果头部生痱子，可将头毛全部剃掉，以减少出汗。

（4）如果痱子已形成小脓疱，则须立即处理。宝爸宝妈切不可用手随意挤压，以防酸液扩散而引起小宝宝全身感染，或发生败血症。早期可用 75% 的酒精棉签将小脓疱擦破，再涂上0.5% 碘酒或1% 龙胆紫，必要时还可使用一定量的抗生素或清热解毒药。如果宝宝出现高热、拒奶、精神萎靡、不哭等异常情况，则可能发生败血症，这时必须立即予以相应的检查及治疗，以防发生不良后果。

6. 湿疹

湿疹多见于头面部，如额部、双颊、头顶部，以后逐渐蔓延至颈、肩、背、臀、四肢，甚至泛发全身。初起时为散发或成簇的小红丘疹或红斑，之后逐渐增多，并可见小水瘤、黄白色鳞屑及痂皮，可有渗出、糜烂及继发感染。病儿常烦躁不安、到处搔抓、夜间哭闹，影响睡眠。

宝宝长了湿疹后除查找诱发因素并予以纠正外，还应采取全身、局部综合治疗。另外，乳母暂停吃鸡蛋等富含异体蛋白质的食物，小宝宝的湿疹可能会逐渐减轻。患湿疹的新生儿不可使用肥皂或用热水烫洗，并避免太阳照晒，避免毛线衣或其他化纤织物与皮肤直接接触，局部皮肤不要随意用药。

不同时期的湿疹可采取不同的处理方法。

（1）急性期

可用1%～4%硼酸液湿敷或用氧化锌软膏外涂。

（2）亚急性期

每晚用温水洗澡1次，然后外用炉甘石洗剂止痒、消炎。

（3）慢性期

用温水洗净皮肤后，外用0.5%可的松冷霜类药物或糠馏油软膏。

如果患儿搔痒较剧，可适量使用抗过敏药予以镇静、止痒、脱敏。

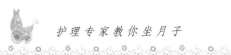 问题 22：新生小宝宝头颅血肿怎么办？

分娩时胎儿在子宫中，颅顶盖和产妇骨盆间接地相摩擦，或因产道强韧而胎头受压，致使颅骨膜下的血管破裂，血液积于患处，形成新生儿头颅血肿。

新生儿头颅血肿一般不需要治疗，只需保护皮肤使之不受感染即可。切不可穿刺抽血，因为半凝固的血液既不易抽出，又易诱发感染，危险性极大。如果偶尔血肿发生化脓感染，则应切开排脓，同时使用有效抗生素尽快控制感染，以防止化脓性脑膜炎及败血症

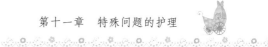

的发生。头颅血肿较大时，有并发高胆红素血症或核黄疸的可能。

问题 23：新生小宝宝脐带出血怎么办？

新生儿脐带出血通常有两种情况：

1. 脐带脱落后局部肉芽组织渗血

脐带脱落后局部肉芽组织的渗血较为多见，常继发感染，并伴有少量脓性分泌物。可用 0.2%～0.5% 聚乙烯醇醚络碘溶液处理。必要时可使用抗生素、维生素 K 等，以利于尽快恢复。

如果病情较为严重，应到医院就诊。

2. 脐动脉出血

脐动脉出血较少见，由于脐带粗大，干缩后线结松脱，易致出血，此种出血多在小宝宝出生后 24 小时内发生。有时是因脐带剪除过多，线结松弛自行脱落而致出血；也可因为扎脐的线过细、过紧，将血管扎断而致出血。这类出血应到医院由医生在脐凹处重新处理，结扎脐带，缝扎断裂血管，以防出血过多而发生贫血。严重出血者可给予输血。

新生儿脐部如果有黏液或脓性分泌物，带有恶臭味，脐窝周围皮肤发红，医学上称之为脐炎。由于脐炎可引起腹壁蜂窝组织炎、腹膜炎、败血症、肝脓肿等严重疾病，所以，预防脐部发炎很重要。如果已经发炎，应及时用双氧水清洗脐部，再用 75% 酒精消毒处理（也可使用聚乙烯醇醚络碘溶液进行脐部处理，以避免酒精带来的皮肤刺激），并给予适当的抗生素治疗。

注意：如果经过家庭处理后仍无好转，且病儿出现精神萎靡、拒奶、发烧等情况，应立即住院检查和治疗。

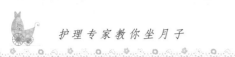

问题 24：怎样护理发热的小宝宝？

新生儿体温一般在 37.5℃ 以下，如果超过这个温度说明新生儿发热。新生儿发热的原因很多，但常见于以下几方面。

1. 环境温度过高而致的发热

如热水袋温度过高、室内取暖温度设置过高而致室温偏高，新生儿由于体温调节功能不健全，不能维持产热和散热的平衡而发热。对于这种发热，一般只需调整环境温度即可，不需治疗。

2. 脱水热

在炎热的夏天出生的新生儿，由于大汗、进奶少等因素而发生脱水，随之体温升高达 38~40 ℃ 不等，但如果新生儿一般情况好，精神反应正常，给予喂水或补液后体温即会迅速下降。如果发热很少超过 1 天以上，即是脱水热。对于这种发热，只需补充足够的液体即可，不需做其他特殊处理。

3. 感染性疾病所致的发热

新生儿感染通常分为产前感染、产时感染及产后感染。产前感染（羊水早破、第二产程延长）及产时感染，一般在产后 1~2 天开始发热。产后感染一般发生在产后 1 周左右，常因呼吸道感染、败血症、脓肿、皮肤脓疱等因素而引起发热。应对这类发热最主要的是找出发热原因，然后对症治疗。当发热超过 39 ℃时，用物理方法降温（如温水擦浴）效果较好，必要时可在医生的指导下使用退热药。

注意：切不可滥用药物，以免发生不良后果！

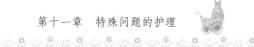

问题 25：小宝宝囟门未闭怎么办？

人的头颅由两块顶骨、两块额骨、两块颞骨及枕骨等骨组成。婴儿出生时，这些骨骼还没有发育好，骨缝没有完全闭合，在头顶前有一个菱形空隙，为前囟门，又称大囟门。在头顶后还有一个人字形的空隙，为后囟门，又称小囟门。

小宝宝出生时前囟门约为 2.0×2.0 cm 大小，一般在 1 周岁至 1 周半时闭合。后囟门在小宝宝出生时就很小，一般在 2～4 个月时就闭合了。

囟门是人体生长过程中的正常现象。如果用手触摸前囟门，有时会触到如脉搏一样的搏动感，这是小宝宝的皮下血管搏动引起的，宝爸宝妈不需要紧张；如果未触及搏动也是正常的。

在此提醒宝爸宝妈：囟门也是观察疾病的一个窗口，如果囟门过于饱满或隆起，则表示小宝宝可能有颅内高压的疾病，如脑膜炎、颅内出血、脑瘤等；如果囟门过度凹陷，则小宝宝可能进食不足，或者是长期呕吐、腹泻所造成的脱水引起的。

前囟门的护理

新生儿的囟门特别娇嫩，在护理时一定要注意以下几点：

首先，前囟门的清洗可在洗澡时进行，建议用宝宝专用洗发液而不宜用强碱肥皂，以免刺激头皮诱发湿疹或加重湿疹。

还有，宝爸宝妈的手指应平置在小宝宝的囟门处轻轻地揉洗，不能强力按压或强力搔抓，更不能用硬物在囟门处刮划。

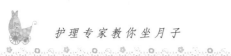

如果囟门处有污垢不易洗掉，可以先将麻油或精制油蒸熟，然后再涂抹在小宝宝囟门处，让污垢润湿浸透2～3小时，待这些污垢变软后再用无菌棉球顺着头发的生长方向轻轻擦掉。

宝爸宝妈还要注意避免家中家具的尖锐硬角弄伤宝宝的头部。如果宝宝不慎擦破了头皮，一定要立即用酒精棉球消毒，以防止感染。

问题 26：什么是男婴隐睾？

男宝宝在胚胎两个月时睾丸开始形成；到胚胎3个月时，睾丸逐渐下降；在胚胎7～9个月时，睾丸可降入阴囊中。但由于某些因素的影响，少数胎儿至出生时睾丸仍未降入阴囊，而滞留于腹腔或腹股沟的某个部位，这种情况即为隐睾或睾丸下降不全。阻碍睾丸下降的原因有精索过短、腹膜后纤维性粘连、垂体功能不全、睾丸引带终止不正常或腹股沟发育异常等。少数下降不全的睾丸可在5～6岁前自行降入阴囊，而绝大多数不能自行下降。

睾丸下降不全对身体健康是有害的。因为睾丸的生精过程受许多因素的影响，特别是对湿度的变化非常敏感。正常情况下，阴囊中的温度低于腹腔温度1.5～2℃，正好适合于精子的产生及雄激素的分泌。如果睾丸留于腹腔中，则精子的产生及雄激素的分泌将受到很大的影响。至成人时，如果一侧睾丸未下降，尚不致于形成不育症；如果双侧睾丸均未下降，而留于腹腔中，则可导致终身不育。另外，若睾丸留于腹股沟处，由于该处位置浅表，还易导致睾丸受伤。若睾丸长期滞留于腹腔中，还可发生睾丸癌变。

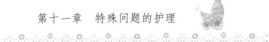

问题 27：男宝宝隐睾怎么处理？

婴幼儿隐睾仍有下降的可能，可暂时观察。如果 5 ~ 6 岁前仍不能下降，则需进行治疗。单侧隐睾多有局部因素，大多需手术治疗。双侧隐睾时，可试用绒毛膜促性腺激素，大多可起到良好的效果。如果效果不满意，可行手术治疗。手术年龄一般于 6 ~ 7 岁为宜。如果延至青春期再进行手术，鉴于曲细精管萎缩，可致精子生成能力丧失。所以，对隐睾宝宝，应密切观察动态变化，以把握治疗时机。

问题 28：男宝宝阴囊大是怎么回事？

男宝宝的阴囊大小有明显的个体差异。但如果过大，则可能为病态，一般与下列三种因素有关。

1. 阴囊鞘膜积液

新生儿鞘膜积液较多见，一般于 1 周岁以内可自行吸收，不需手术治疗。如至成人期仍未吸收，而又不影响生活、工作，亦不需手术治疗。如鞘膜积液较大并引起相应的症状，影响生活、工作，则需做鞘膜翻转或切除术。

2. 腹股沟斜疝

腹股沟斜疝在婴儿咳嗽时有冲击感，透光试验阴性，无波率。在婴儿平卧、不哭时肿物可还纳入腹腔，阴囊恢复正常。这种情况一般在幼年时期不需手术治疗，待年长后视病情而定。如果肿物嵌顿于阴囊中而不能还纳入腹腔，则须急诊手术治疗，以防肠管坏死等并发症的发生。

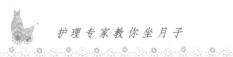

3. 睾丸肿瘤

男宝宝睾丸肿瘤较少见，它表现为质实而硬，以手撑托之有沉重感，透光试验阴性。如遇有这种情况，应及时到医院作进一步检查。

 问题 29：怎样给新生儿喂药？

由于新生儿对药味的反应轻微，所以给新生儿喂药比大小孩相对容易。但尽管这样，也应慎重对待。

1. 喂药技巧

大人先用手固定新生小宝宝的头和手，不让其过度活动，然后用小勺将药液放在宝宝的舌根部，让其自然咽下。

注意： 切勿捏鼻灌药，以防药物吸入气管而发生呛咳、窒息。

2. 喂药注意事项

（1）如果药液过浓、过苦，可在药液中加适量白糖，以增加口感。

（2）不可将药物与乳汁搅拌后同时喂服，因为乳汁中的蛋白质可使许多药物的药效降低。

（3）喂药后要注意观察小儿10分钟左右，以防因药物刺激胃部而发生呕吐。

（4）一定要按医嘱给药，不可随意增减药量和品种。

（5）如为片剂药物，应把药片研成细粉，然后溶化在少许温开水中再喂。

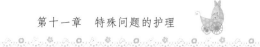

问题 30：怎样帮助小宝宝预防蚊虫叮咬？

蚊子性喜湿热，且其幼虫会在不流动的水中孳生。因此，预防蚊子叮咬的第一步就是清理家中的各种积水。像家中的万年青、富贵竹等水生植物，花盆托盘、阳台和天台上的空瓶等可以积水的容器都是孳生蚊子的高发地，对于这些地方的积水，宝爸宝妈应该及时清除，以免宝宝被伊蚊叮咬，患上登革热。

除了清理家中积水之外，宝爸宝妈还要在家中安装纱门和纱窗，定期在家中喷洒杀灭蚊虫的喷雾。在喷洒杀虫剂的时候应该注意避开宝宝在场，以免杀虫药剂被宝宝吸入，从而摄入毒素或者造成皮肤过敏。

宝爸宝妈在携带小宝宝外出活动的时候，要尽量避开蚊虫多的地方，并给宝宝准备好驱蚊用品。还要注意避免宝宝剧烈运动，以免身体分泌过多乳酸吸引蚊子。必要时可以给宝宝穿上长袖长裤，在室内区域使用空调。

问题 31：什么是新生儿色素斑？

在新生儿的骶尾部、臀部等处往往可以看到灰蓝色的色素斑，多为圆形或不规则形，压之不褪色，这就是新生儿色素斑。随着宝宝的成长，这种色素斑会逐渐消失，不需要治疗。

（姚文英）

图书在版编目(CIP)数据

护理专家教你坐月子/李惠玲等主编. —苏州：
苏州大学出版社,2021.9
ISBN 978-7-5672-2568-8

Ⅰ.①护… Ⅱ.①李… Ⅲ.①产褥期－妇幼保健－基
本知识 Ⅳ.①R714.6

中国版本图书馆 CIP 数据核字(2020)第 212694 号

书　　名：护理专家教你坐月子
主　　编：李惠玲　万慎娴　张　芳　蒋　玲
策　　划：刘　海
责任编辑：刘　海
装帧设计：刘　俊
出版发行：苏州大学出版社(Soochow University Press)
出 品 人：盛惠良
社　　址：苏州市十梓街 1 号　邮编:215006
印　　刷：苏州工业园区美柯乐制版印务有限责任公司
　E-mail：Liuwang@ suda. edu. cn　　QQ:64826224
邮购热线：0512-67480030
销售热线：0512-67481020
开　　本：787 mm×960 mm　1/16　印张：11.5　字数：155 千
版　　次：2021 年 9 月第 1 版
印　　次：2021 年 9 月第 1 次印刷
书　　号：ISBN 978-7-5672-2568-8
定　　价：49.00 元

凡购本社图书发现印装错误,请与本社联系调换。服务热线:0512-67481020